CONTRIBUTION A L'ÉTUDE

DE LA

DÉFENSE DE L'ÉCONOMIE

CONTRE

L'INFECTION ÉBERTHIENNE

EN PARTICULIER DU ROLE DU GLOBULE BLANC

PAR

Le Dr Jean BERTRAND

LYON
A. REY, IMPRIMEUR-ÉDITEUR DE L'UNIVERSITÉ
4, RUE GENTIL, 4
—
1900

CONTRIBUTION A L'ÉTUDE

DE LA

DÉFENSE DE L'ÉCONOMIE

CONTRE

L'INFECTION ÉBERTHIENNE

En particulier du rôle du globule blanc.

CONTRIBUTION A L'ÉTUDE

DE LA

DÉFENSE DE L'ÉCONOMIE

CONTRE

L'INFECTION ÉBERTHIENNE

EN PARTICULIER DU ROLE DU GLOBULE BLANC

PAR

Le Dr Jean BERTRAND

LYON

A. REY, IMPRIMEUR-ÉDITEUR DE L'UNIVERSITÉ

4, RUE GENTIL, 4

1900

A MES PARENTS

Je dédie ces quelques pages comme témoignage de ma reconnaissance et de ma profonde affection.

A MON FRÈRE

LE Dr MAURICE BERTRAND

MEIS ET AMICIS

A mon Président de Thèse

M. LE PROFESSEUR MAYET

Chevalier de la Légion d'honneur,
Professeur de Thérapeutique et de Pathologie générales.

Nous ne quitterons pas l'Université de Lyon sans rendre un public hommage de reconnaissance à M. le professeur Mayet. C'est à lui que nous devons l'idée première de ce travail. Durant deux années, trop courtes, il nous a guidé pas à pas avec une patience et une bienveillance sans égales, indulgent pour nos faiblesses, encourageant nos efforts. Il nous a montré ce que l'esprit peut entrevoir d'idées générales à travers le champ si étroit du microscope.

Nous le prions de croire à la sincérité de nos sentiments.

INTRODUCTION

Parmi les nombreuses manifestations de la réaction défensive de l'économie contre le bacille d'Eberth, il en est une qui, depuis ces dernières années, semble avoir pris une importance considérable, nous voulons parler des modifications dans le nombre des globules blancs et dans le rapport de leurs différentes variétés. MM. Martel et Barbaroux paraissent avoir donné récemment une formule leucocytaire définitive de tous les cas bénins et graves de fièvre typhoïde. Tout en nous inclinant devant les résultats acquis, nous croyons utile d'ajouter les confirmations de quelques observations personnelles, en nous efforçant d'apporter dans les procédés de numération, une technique plus rigoureuse et une méthode plus exacte. Ce ne sera là qu'une étape, notre but étant d'essayer de pénétrer le mécanisme si obscur de la leucocytose et de déterminer le rôle qu'y jouent les organes hémato- et lympho-poiétiques (en particulier la rate et la moelle osseuse) et la mesure dans laquelle ils contribuent à la sauvegarde de l'économie.

CONTRIBUTION A L'ÉTUDE

DE LA

DÉFENSE DE L'ÉCONOMIE

CONTRE

L'INFECTION ÉBERTHIENNE

En particulier du rôle du globule blanc.

CHAPITRE PREMIER

CARACTÈRES ANATOMIQUES ET HISTO-CHIMIQUES DU GLOBULE BLANC

Il importe au début de ce travail de donner un rapide aperçu des notions acquises jusqu'à ce jour sur les globules blancs qui, comme le dit Bard, sont les éléments spécifiques du tissu sanguin et dont le rôle en physiologie normale et en pathologie est encore si obscur. Depuis qu'a été soupconnée l'importance des leucocytes, de nombreux chercheurs se sont succédé, s'efforçant d'acquérir des notions précises sur l'anatomie et les caractères histo-chimiques de ces éléments. Longtemps on a cru à leur idendité morphologique jusqu'au jour où Virchow[1], en 1859, attira l'attention

[1] Virchow, *Cellularpathologie in irher Begrundung auf Physiologie und Pathologie, Gewebehre*, Berlin, 1859.

sur ce sujet. Depuis de nombreuses classifications ont été données, variant suivant les caractères essentiels qui présidaient à leur édification. C'est ainsi que tour à tour les globules blancs ont été classés d'après leur taille (Einhron[1]), la forme de leur noyau (Max Schultze[2], Lœvit[3]), la présence et l'aspect de leurs granulations (Ranvier[4], Renaut[5]). Les travaux récents de Jolly[6] et d'Ehrlich[7] nous donnent une connaissance plus approfondie et toute nouvelle sur l'anatomie et la physiologie de ces éléments.

La classification d'Ehrlich, que nous adopterons, étant basée sur l'action des colorants, donnons quelques détails techniques de leur emploi.

La première opération consiste à fixer les préparations, afin d'éviter la dissolution des colorants au lavage. Les modes de fixation sont nombreux : on peut plonger la préparation dans une solution d'acide chromique au centième, très rapidement, puis laver à grande eau ; c'est le procédé qu'employait Malassez. On peut encore soumettre la préparation, étalée, mais non séchée, aux vapeurs d'acide osmique à 1 pour 100, du-

[1] Einhron, inaug. Dissert., p. 104.

[2] Max Schultze, *Deutsch. Archiv. f. klin. Medecin*, 1893.

[3] Lœvit, *Studien zur Physiologie und Pathologie des Blutes*, Iéna, 1892.

[4] Ranvier, *Traité d'histologie.*

[5] Renaut, Recherches sur les éléments cellulaires du sang (*Arch. physiologie*, 1881).

[6] Jolly, *Recherche sur la valeur morphologique des globules blancs* (th. Paris, 1898).

[7] Ehrlich, *Farben analytische Untersuchungen zur Histologie und Klinik des Blutes*, Berlin, 1891.

rant une demie à une minute. Le sublimé, l'alcool et l'éther sont encore employés avec avantage ; mais il est préférable, comme le faisait Ehrlich, de soumettre les leucocytes, pendant une heure, à la température de 115 degrés[1]. Pour révéler la forme du noyau, l'hématoxyline, l'hématine alunée, le bleu de méthylène, seront diversement employés. Pour ce qui est des granulations, nous allons voir tout à l'heure que les colorants varient avec leur affinité chimique.

Ces quelques indications nécessaires données, les leucocytes se présentent à nous sous les aspects suivants :

1° Les *petits lymphocytes mononucléaires*, d'une dimension de 7 μ environ, ont quelquefois, ainsi que l'a vu M. le professeur Mayet, des dimensions beaucoup plus réduites, jusqu'à 2 μ. Ils ne renferment pas de granulations. Le noyau unique, riche en chromatine (G. Roux[2]), occupe presque toute la surface de l'élément, repoussant à la périphérie une couche de protoplasma si mince, qu'il en est souvent invisible.

2° Les *grands lymphocytes* mononucléaires, pouvant acquérir la taille de 20 μ, mais présentant tous les intermédiaires depuis les petits lymphocytes, à tel point que certains auteurs les identifient aux premiers et n'en font pas un groupe spécial. Leur noyau est égale-

[1] Ehrlich se sert de l'appareil à toluène, car le toluène bout à 115 degrés.

[2] Roux, *Contribution à l'étude du sang leucémique*, 1890.

ment volumineux, proportionnellement au protoplasma, qui forme une mince couche à sa périphérie ; il est de forme ordinairement arrondie ou ovalaire, mais présente quelquefois des aspects particuliers de boudin, d'altère, de fer à cheval, d'S bien mis en évidence par le professeur Mayet[1], mais sans jamais atteindre les profondes échancrures pouvant faire croire à sa division, ainsi qu'on le voit chez les leucocytes de la troisième espèce. Une étude microscopique plus fine révèle dans le noyau, à l'aide de certains artifices de préparation, un réticulum de chromatine, élément important sur lequel se base G. Roux pour établir une classification des globules blancs.

Ce réticulum enserre dans ses mailles une substance incolore. Tous les lymphoçytes, pour Hayem[2], ne prennent pas le bleu de méthylène ; il en est qui gardent une certaine transparence, d'autres restent très sombres et colorés ; ces derniers ont une teinte naturelle qui les rapproche des globules rouges et qui est due vraisemblablement à la présence d'hémoglobine ; et en effet ces lymphocytes, ainsi que les hématies, prennent les réactifs acides comme l'aurantia et l'éosine. Leur noyau présente une forme discoïde qui apparaît très nette en faisant varier l'éloignement de l'objectif. A son intérieur se montre un gros nucléole.

Les leucocytes mononucléaires renferment de fines granulations qui, ainsi que l'a montré Ehrlich, prennent

[1] Mayet, Procédé technique d'examen des noyaux des globules blancs *(Société des sciences médicales*, 1890).

[2] Hayem, *Biologie*, 1899, p. 283-285.

électivement les couleurs basiques, d'où le nom de basophiles donné par l'auteur (granulations δ de sa classification).

3° *Leucocytes polynucléaires.* — D'une taille de 14 μ, ils doivent leur qualificatif à une division sinon réelle, du moins apparente de leur noyau.

Mayet a fait une étude complète de leur morphologie ; il a décrit les formes les plus bizarres qu'ils peuvent présenter à l'œil de l'observateur ; on compte jusqu'à 20 types différents parmi lesquels ceux de fer à cheval de feuille de trèfle, de 3, de boudin, etc. ; parfois on observe deux noyaux de forme sphérique qui semblent séparés au premier abord ; mais on peut, par une étude plus attentive, apercevoir un mince filament qui les réunit. On s'est efforcé de donner de nombreuses explications de cette apparence divisée du noyau ; pour certains auteurs, ce serait un signe de maturité précoce du leucocyte (Stiénon [1]); pour d'autres au contraire (Metchnikoff, Jolly), on devrait voir là une signature de l'activité amiboïde ; c'est cette dernière opinion qui paraît la plus vraisemblable ; les polynucléaires sont en effet les éléments les plus déformables et les plus actifs. Les colorants acides (éosine, hématoxyline) sont sans action sur eux ; c'est à peine si le protoplasma devient d'une teinte rose plus ou moins vive sous leur action. Cette variété de globules blancs contient de nombreuses granulations que l'on ne peut identifier à l'hémoglo-

[1] Stiénon, De la leucocytose dans les maladies infectieuses (*Ann. Soc. Med. Bruxelles*, t. V, p. 1 et 2, 1898).

bine, ainsi que l'a montré Jolly, et qu'Ehrlich range parmi les granulations neutrophiles (ε de sa classification) usant, pour les révéler, d'un mélange qu'il appelle triacide, contradiction avec la nature neutrophile des corps colorés.

Nous arrivons à la quatrième variété de globules blancs, ceux que Schmidt appelle les *rothe Kœrneskugel* et Ehrlich les leucocytes *éosinophiles*, à cause de la grande affinité de leurs granulations pour les couleurs acides. Ces leucocytes, dont le rôle physiologique est encore si obscur, sont très rares dans le sang de l'homme à l'état normal, mais on les trouve en abondance dans certains états pathologiques, la leucémie et surtout la lèpre. Dans cette dernière affection, Jolly les a vu prendre la proportion de 23 pour 100. Ils ont une taille de 14 μ environ. Leur noyau est caractérisé par deux masses nucléaires, rarement trois, réunies entre elles par un mince filament ; dans la leucémie, on trouve parfois un seul gros noyau arrondi. Ce qui caractérise ces cellules, c'est la présence de granulations beaucoup plus volumineuses que les neutrophiles. Ce sont de petites sphères à centre brillant, à contour plus ou moins noirâtre, incolores ou légèrement teintées en jaune. Jolly en a fait une étude approfondie : presque toujours, dit-il, ces granulations se réunissent toutes d'un même côté refoulant le noyau du côté opposé. Quelques auteurs les ont confondues avec des microbes inclus dans le globule blanc, mais leur réfringence et leur forme les différencient suffisamment ; d'ailleurs, tous les microbes ne prennent pas l'éosine. La réaction des granulations aux agents chimiques et aux différents colorants permet de les isoler des grains de glycogène ou d'hémoglobine auxquels on a voulu les assimiler.

Jolly les met en évidence de la façon suivante :

Après avoir fixé les préparations par un des divers moyens exposés plus haut, il les soumet ensuite à l'action prolongée de la glycérine éosinée, puis il décolore par l'alcool le protoplasma afin de rendre les granulations nettement apparentes ; on peut mettre le noyau en évidence en faisant agir par une deuxième coloration les réactifs nucléaires tels que l'hématoxyline et le bleu de méthylène.

Ehrlich[1] colore simultanément noyaux et granulations.

Ce dernier auteur a décrit, à côté des éosinophiles ou α, d'autres granulations qu'il a qualifiées d'indulinophiles (β) absentes ou rares chez l'homme, fréquentes dans le sang du cobaye, du lapin et du poulet, ayant une égale affinité pour les couleurs acides ou basiques d'où le qualificatif d'amphophiles qui leur a encore été donné. On les met en évidence en faisant un mélange, parties égales, de solutions glycériques saturées de éosine, jaune de naphtylamine et induline ; c'est le procédé signalé par Böhn et Davidoff[2] (les granula-

[1] *Solution d'Ehrlich :*

Hématoxyline	2	grammes.
Alcool	100	—
Eau distillée	100	—
Alun	2	—
Acide acétique	une trace.	

[2] Böhn et Davidoff, *Lehrbuch der Histologie*, p. 125, § 195.

tions β apparaissent noires, les α rouges, les noyaux couleur sombre et l'hémoglobine jaune).

Il est enfin une cinquième variété de leucocytes, que l'on rencontre exceptionnellement dans le sang normal, mais qui sont les éléments habituels du tissu conjonctif et du sang leucémique. Entrevus par Valdeyer en 1875, puis par Ehrlich en 1879, qui les a nommés *Mastzellen* (cellules d'engraissement), ils ont été spécialement étudiés par Ranvier. Ce sont des leucocytes énormes pouvant atteindre jusqu'à 1 millimètre, doués d'affinité pour les couleurs d'aniline, en particulier pour le violet de dahlia (Ehrlich) et caractérisés par la propriété d'émettre par la fragmentation de leur protoplasma de petites boules sarcodiques servant à la nutrition du tissu conjonctif, d'où le nom de clasmatocytes (κλασμα, fragment, χυτος, cellule) qui leur a été donné par Ranvier.

Metchnikoff en fait des éléments de réserve au cas d'inflammation.

On les met en évidence par la solution suivante d'Ehrlich :

Acide acétique.	12gr5
Alcool absolu	50
Eau distillée.	100
Violet de dahlia	à saturation
Eosine	0,5

Laver à l'eau, deshydrater à l'alcool, passer au xylol, monter sur baume.

Les granulations sont rouges, les noyaux colorés en bleu.

Telles sont les différentes variétés de globules blancs

que l'on s'accorde à reconnaître. Il importe de se demander si ces variétés sont nettement tranchées, s'il n'existe pas de formes intermédiaires qui permettent de les rattacher les unes aux autres.

Pour ce qui est des trois premières espèces, la majorité des auteurs les relient par des liens étroits de parenté. Beaucoup d'entre eux ne voient dans les polynucléaires qu'un stade plus avancé, une forme de développement progressive et fatale des mononucléaires, et ils en trouvent la preuve dans la forme souvent irrégulière et comme lobée du noyau des grands lymphocytes qu'ils considèrent comme une ébauche des noyaux polymorphes.

Jolly n'admet pas cette opinion : « Si on rencontre, dit-il, tous les intermédiaires entre les plus petits et les plus grands mononucléaires, les globules à noyau polymorphe constituent au contraire une variété plus définie ; il existe bien un certain nombre de formes qu'on pourrait rattacher à une série progressive allant des petits mononucléaires aux leucocytes à noyaux polymorphes, mais dont tous les éléments ne se trouvent nombreux et nets que dans les cas pathologiques.

« Enfin, il n'y a pas d'intermédiaire entre les fines granulations du protoplasma des leucocytes à noyaux polymorphes et les granulations réfringentes éosinophiles. »

Un argument contraire à la transformation des lymphocytes en polynucléaires, d'après Mayet, c'est la présence de nombreuses granulations neutrophiles chez ces derniers, alors que les lymphocytes n'en présentent aucune, sauf dans le sang leucocytémique. « Il est peu probable que les granulations puissent se développer pendant la circulation dans le sang ; il est au contraire vraisemblable que les polynucléaires neutrophiles sortent de la moelle des os avec leurs granulations. »

Pour Gulland, les différents leucocytes présentent les stades successifs d'une même cellule, et il existe des formes de transition très nettes entre les divers stades ; quant aux granulations sur lesquelles on se base pour les différencier, ce ne sont ni des sécrétions, ni des éléments de réserve, mais bien « le résultat d'une spécialisation cellulaire, une fonction des conditions de vie du globule blanc ». Il donne le tableau suivant de la mitose du leucocyte :

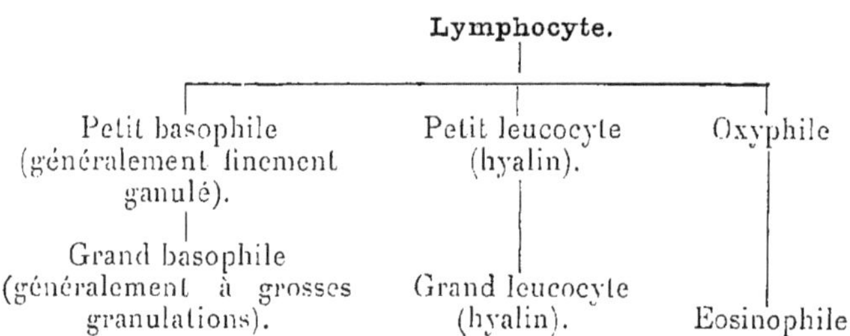

Les raisons en faveur de l'opinion de Gulland ne sont pas assez convaincantes pour que l'on doive les accepter sans réserve, et nous préférons, pour notre part, nous ranger aux considérations de Mayet et de Jolly.

Un grand pas sera fait en pathologie générale le jour où l'obscurité sera nettement dissipée snr ce point car le phénomène de la leucocytose y trouvera du même coup une explication.

Malgré leur diversité morphologique, il est un caractère commun qui réunit tous les globules blancs, c'est l'activité amiboïde. Ranvier a dit : « Les cellules lymphatiques sont des glandes unicellulaires mobiles. »

Mais cette mobilité n'existe pas au même degré chez toutes les variétés de leucocytes, et, là encore, il est des différences à noter.

La partie du globule essentiellement mobile, c'est le protoplasma, le noyau ne possédant qu'une activité de déformation relativement passive.

Il est aisé de comprendre, par suite, que les leucocytes qui ont une faible quantité de substance protoplasmique doivent être les moins actifs ; il en est ainsi des mononucléaires, et, en particulier, des petits lymphocytes, chez lesquels c'est à peine si on peut déceler des changements de forme très faibles et très lents ; tout au plus, la petite couronne de protoplasma qui entoure le noyau émet-elle quelques pseudopodes très courts et d'une grande ténuité.

Les moyens et les grands lymphocytes possèdent déjà une activité plus apparente. Jolly a observé chez eux des modifications dans la forme, sans mouvements de déplacement.

Les polynucléaires, au contraire, dont on a voulu faire à tort des formes vieilles et inutiles (Stiénon) sont les éléments particulièrement actifs de l'organisme, doués d'une entière mobilité qui semble en relation directe avec le nombre de leurs granulations neutrophiles. Jolly a vu ces granulations se déplacer à l'intérieur de la cellule suivant une direction tantôt centripète, tantôt centrifuge. Quant à reconnaître au noyau polymorphe une mobilité propre, c'est là une opinion contestée ; si parfois chez le leucocyte au repos. la substance nucléaire paraît animée de mouvements pseudopodiques, il n'en est pas moins vrai que les modifications subies ordinairement dans sa morphologie sont passives et fonction des déformations du protoplasma. Jolly, à ce sujet, a fait une expérience très ingénieuse. Il a inclus dans une boule de cire naturelle un noyau de cire colorée ; puis, pétrissant l'enveloppe extérieure qui représentait la substance protoplasmique, il a fait ainsi subir au noyau des déformations passives qui persistaient, au moins en partie, lorsqu'on ramenait l'enveloppe à la forme sphérique. Si l'on pouvait conclure *in vivo*, cette expérience serait assez démonstrative. Celle de Demoor[1] est beaucoup plus concluante en faveur de l'activité propre du noyau. Cet auteur a observé les mouvements amiboïdes propres de la substance nucléaire sur un leucocyte dont il avait immobilisé le protoplasma successivement par le chloroforme, l'acide carbonique et l'oxyde de carbone.

Les éosinophiles possèdent, comme les polynucléaires, des mouvements amiboïdes. Jolly les a constatés dans le sang d'un lépreux.

De toutes ces considérations on peut conclure, avec Jolly, que « la forme bourgeonnante du noyau n'exprime pas la mort ou la dégénérescence du glo-

[1] Demoor, *Journal des sciences médicales de Bruxelles*, 1895.

bule blanc, mais semble, au contraire, révéler l'activité du protoplasma ».

Mode de multiplication des leucocytes. — Le leucocyte est susceptible de se multiplier, soit par division directe, soit le plus souvent par karyokinèse.

Renaut et Chandelux ont observé la segmentation directe dans le sang leucocythémique et Ranvier, avant eux, dans l'humeur aqueuse de la grenouille et le sang de l'axoloth. Ce mode de division semble être un accident, et on peut en donner l'explication suivante : sous l'influence de mouvements amœboïdes exagérés, le noyau étiré se scinderait tout à coup, et les deux portions reviendraient à la forme sphérique première, en vertu de leur élasticité, entraînant chacune un atmosphère de protoplasma.

Les leucocytes se multiplient le plus habituellement par karyokinèse ; ce phénomène a été suivi chez les éosinophiles où on a constaté un acheminement des granulations vers les deux pôles de la cellule. Cette multiplication paraît se faire rarement dans le sang circulant, presque exclusivement dans les organes lympho- et hématopoiétiques ainsi que l'ont observé Flemming, Dominici, Müller et bien d'autres.

Nous parlerons plus loin de l'origine probable des globules blancs, lorsque nous étudierons le rôle de la rate et de la moelle osseuse.

CHAPITRE II

QUELQUES CONSIDÉRATIONS SUR LA LEUCOCYTOSE

Nous ne ferons pas l'histoire de la leucocytose au cours de la fièvre typhoïde; on la trouvera exposée tout au long dans les thèses de Martel[1] et Barbaroux[2]. En parcourant, cependant, l'évolution de la question depuis le jour où, en 1859, elle prit naissance des travaux de Virchow[3], on est frappé de la diversité des opinions qui se sont succédé tour à tour, et l'on peut dire que, de la longue suite des recherches faites jusqu'à ces dernières années, aucune notion claire ne s'est dégagée et la lecture des différents mémoires ne laisse à l'esprit que le doute et l'obscurité. Ces contradictions dans les résultats tiennent vraisemblablement à deux causes : la première, c'est que les procédés de numération étaient d'une exactitude insuffisante (et lorsqu'il s'agit de compter des globules, les erreurs se multiplient rapidement) ; la seconde, c'est que l'on a eu tort de généraliser à toutes les maladies infectieuses

[1] Martel, thèse de Lyon, 1899.

[2] Barbaroux, thèse de Lyon, 1900.

[3] Virchow, *Cellularpathologie in ihrer Begrundung auf Physiologie und Pathologie, Gewebehre*, Berlin, 1859.

les notions inexactes déjà le plus souvent acquises par l'observation d'un nombre restreint de cas. Ainsi, pour ne citer qu'un exemple, il avait suffi que Bœckmann[1] remarquât quelques cas d'hyperleucocytose dans le typhus récurrent pour en induire cette loi : « Le nombre des globules blancs est proportionnel à l'élévation de température dans toutes les affections fébriles aiguës. » Or, on sait que dans la pneumonie lobaire et dans la suppuration, par exemple, l'hyperleucocytose est un phénomène constant (Hayem, Malassez, Rieder), tandis qu'il n'en est pas ainsi dans l'érysipèle, le rhumatisme, la fièvre intermittente (Halla, Chantemesse, Pée, Kelsch). Pour la fièvre typhoïde en particulier, les premiers observateurs ont eu le grand tort de ne pas suivre systématiquement les différentes périodes et l'échelle des degrés dans la gravité de la maladie ; aussi, sont-ils souvent arrivés à des résultats contradictoires. Lorsqu'on lit les travaux de Von Limbeck[2], Pick[3], Pée[4], on acquiert la notion que la fièvre typhoïde s'accompagne toujours d'hypoleucocytose. Avec Aporti et Radaeli[5], Bonne[6],

[1] Bœckmann, Uber die quantitativ Vechaltnisse des Blutkörperchen in Fieber (*Arch. f. klin. Medicin,* XXIX).

[2] Von Limbeck, Ueber entzundliche Leucocytose (*Prager medicinische Wochenschrift*, 1890).

[3] Pick, Klinische Beobachtungen uber die entzundliche Leucocytose (*Prager medicinische Wochenschrift*, 1890).

[4] Pée, *Untersuchungen ueber Leucocytose*, Berlin, 1890.

[5] Aporti et Radaeli, *Compte rendu du XIe Congrès international des sciences médicales de Rome*, 1894.

[6] Bonne, *Variation du nombre des globules blancs du sang dans quelques maladies* (th. Paris, 1875).

Stienon[1], on apprend, au contraire, à considérer l'hyperleucocytose comme le phénomène le plus fréquent. Pour ce qui est du problème de la valeur pronostique de la formule leucocytaire, nous assistons à la même fluctuation dans les opinions. D'après Achalme[2], l'hyperleucocytose progressive indiquerait une réaction victorieuse de l'organisme, tandis que Jack et Rieder[3] concluent avec juste raison, d'ailleurs, que l'hyperleucocytose est un signe défavorable annonçant une forme anormale de la maladie.

Ce n'est que ces toutes dernières années que le problème de la leucocytose a pris subitement une importance très grande en pathologie générale. On a vu dans cette étude, et avec raison, un moyen de pénétrer les secrets de la réaction défensive de l'économie et les recherches se sont multipliées selon deux voies parallèles : la clinique et l'expérience, dont les résultats ne paraissent pas toujours concorder ; car si, dans le domaine expérimental, on peut dire à cette heure, comme MM. Nicolas et Courmont[4], que « les variations dans le nombre des leucocytes peuvent constituer un véritable baromètre de la résistance et de la défense de

[1] Stienon, De la leucocytose dans les maladies infectieuses (*Ann. de la Soc. royale des sciences médicales de Bruxelles*, t. V, f I et II).

[2] Achalme, Immunité dans les maladies infectieuses (*Bibl. Charcot Debove)*.

[3] Jack et Rieder, *Beitrage zur Kentnisse der Leucocytose*, Leipzig, 1892.

[4] Nicolas et Courmont, Des modifications du nombre des leucocytes produites par la toxine diphtérique (*Arch. méd. expérim.*, novembre 1897).

l'organisme », on n'est pas encore autorisé à tirer les mêmes conclusions dans le domaine de la clinique.

Voyons plutôt les faits acquis par les deux méthodes.

MM. Lépine et Lyonnet[1] ont établi la formule leucocytaire du sang dans l'intoxication typhique expérimentale chez le chien. Ils ont montré que cette formule varie suivant les doses et suivant la résistance de l'animal. Voici leurs résultats :

1° Lorsque le chien succombe rapidement à une injection intra-veineuse de toxine typhique, il y a *hyperleucocytose ;*

2° Lorsque le chien succombe lentement, on observe, soit un *nombre normal* de leucocytes, soit encore une légère *hypoleucocytose ;*

3° Chez les chiens qui résistent, on constate toujours une *hyperleucocytose* plus ou moins abondante, qui augmente à chaque nouvelle injection qu'on pratique sur l'animal.

Si nous mettons en parallèle les observations cliniques de Martel et Barbaroux, qui sont les derniers travaux les plus autorisés en cette matière, nous arrivons à des formules tout à fait différentes.

Martel[2], qui a établi la courbe leucocytaire quantitative dans les cas normaux et anormaux de fièvre typhoïde, arrive aux conclusions suivantes :

1° Dans les cas mortels, au lieu d'hypoleucocytose, on observe une *hyperleucocytose* constante ;

[1] Lépine et Lyonnet, Sur les effets de la toxine typhique chez le chien (*Revue de médecine*, novembre 1898).

[2] Martel, *loc. cit.*

2° Au cours d'une typhoïde normale et relativement bénigne, la période d'état est caractérisée par une *hypo-leucocytose* régulière qui fait place, dans la période de convalescence seulement, à une *leucocytose normale*, puis à une *hyperleucocytose légère et de courte durée.*

Barbaroux [1], sans être cependant aussi absolu, ajoute aux résultats de Martel, qu'il confirme, la courbe des différentes variétés de globules blancs, particulièrement des poly- et des mononucléaires. Ces nouvelles notions semblent avoir un intérêt capital et marquent une étape importante de franchie dans l'étude du problème leucocytaire ; nous verrons plus tard quel appoint elles peuvent apporter pour éclairer l'origine des leucocytes et pénétrer ainsi plus avant le mécanisme de la leucocytose.

Voici en quelques mots les résultats de Barbaroux pour ce qui est de la courbe qualitative :

1° Dans la période d'état d'une fièvre typhoïde normale, le nombre proportionnel des *polynucléaires* est élevé ;

2° Si la guérison se dessine et s'affirme, ce sont les *mononucléaires* qui dominent ;

3° Si une terminaison fatale ou des complications surviennent, la *polynucléose* est manifeste ;

De ces conclusions, il ressort que l'exagération proportionnelle du chiffre des polynucléaires est la signature d'un état grave et implique un pronostic sévère, paraissant être la manifestation de l'action délétère du virus infectieux sur l'organisme.

[1] Barbaroux, *loc. cit.*

La mononucléose, au contraire, semble marquer une réaction défensive et victorieuse de l'économie.

Par les quelques observations qui vont suivre, nous verrons si nous pouvons considérer ces résultats comme définitivement acquis avant de nous efforcer de pénétrer plus avant le mécanisme de ces variations leucocytaires.

CHAPITRE III

TECHNIQUE DE LA NUMÉRATION QUANTITATIVE ET QUALITATIVE DES GLOBULES BLANCS

Quelque fastidieux que cela puisse paraître, nous croyons de première utilité de donner dans tous ses détails la technique à employer pour la numération des leucocytes, la moindre erreur pouvant, en matière de micrologie, créer un grand obstacle à l'observation des faits. Après quelques considérations rapidement esquissées sur les procédés diversement employés, nous exposerons la méthode à laquelle nous nous sommes arrêté et les modifications de précision que nous avons cru devoir apporter.

La numération exacte du nombre total des leucocytes offre une difficulté plus grande que celle des globules rouges, à cause de leur nombre relativement faible qui entraîne la multiplication des erreurs. De plus, les globules blancs se dissimulent parfois sous les hématies, lesquelles apportent ainsi une gêne à leur observation. Aussi MM. Martel et Lyonnet avaient-ils songé à supprimer ces derniers éléments en les dissolvant par l'acide acétique dilué ; mais en enlevant un obstacle, ils en avaient créé un autre. Le professeur Mayet a montré en effet que, sous l'influence de ce réactif, « le protoplasma des leucocytes devient si transparent qu'il en est parfois invisible, tandis que le noyau s'assombrit et se rétracte, modifiant ainsi sa forme ; de plus, n'étant plus retenus ni fixés pour ainsi dire au milieu des hématies, les globules blancs ont une tendance manifeste, dans le liquide désormais fluide où ils nagent, à fuir et à s'accumuler vers les bords de la préparation, ce qui devient un obstacle sérieux à leur dénombrement, car ils ne sont plus répartis uniformément ». Mieux vaut donc conserver les globules rouges ; il suffit d'employer une méthode qui permette de les différencier nettement d'avec les leucocytes ; le procédé de Regaud et Bargeon remplit ces desiderata.

On mélange le sang avec un sérum coloré au violet de gentiane qui agit sur les leucocytes seuls, les mettant ainsi en évidence au milieu des hématies. Le sérum de dilution le plus favorable à la conservation des éléments figurés est le suivant :

Chlorure de sodium.	0,65
Sulfate de soude déshydraté . . .	1 à 1/2
Eau distillée.	100

On ajoute le violet de gentiane jusqu'à ce que l'on ait obtenu une teinte foncée.

On peut se servir pour compter les globules blancs soit de l'appareil d'Hayem, soit de celui de Malassez. Nous avons rejeté ce dernier, car il nous semble défectueux à différents points de vue ; d'abord les traits gravés sur le carré deviennent invisibles lorsqu'ils sont recouverts par les éléments ; ensuite l'usage les efface assez rapidement et les écaille. Nous nous sommes toujours servi de l'appareil d'Hayem, mais avons modifié la technique employée par l'auteur. Ce procédé en effet ne peut donner une grande précision, puisqu'on n'opère la numération que sur une dilution de 4 millimètres cubes de sang dans 500 de sérum.

Nous prenons 10 millimètres, afin de dénombrer sur un bien plus grand nombre de globules. Faisant avec la pipette capillaire deux prises jusqu'au trait 5. nous soufflons ensuite le sang aspiré dans le potet d'Hayem dans lequel nous avons versé auparavant les 500 millimètres cubes de sérum et nous brassons le mélange avec la palette. On attend un moment afin de donner aux leucocytes le temps de se colorer, puis on porte une goutte du mélange sur la cupule de l'appareil; il faut quelques instants avant que ces globules aient gagné le fond de la goutte et soient tous au même point.

Pour arriver à une précision plus grande, nous faisons cent numérations sur la même préparation. Ce chiffre semblera peut être exagéré, mais la numération se fait avec une assez grande rapidité (dix minutes), lorsqu'on a acquis une certaine habitude. Il est important que la préparation puisse se déplacer d'un mouvement uniforme sur le carré que peint au fond de la cupule le petit appareil d'optique. Il faut éviter aussi de retomber sur les mêmes points ; c'est ce qui arrive lorsqu'on déplace la préparation avec la main.

Ces deux erreurs sont évitées par l'adjonction au microscope d'une coulisse permettant de déplacer la préparation dans tous les plans. Nous nous sommes servi de la surplatine à chariot mobile de Krauss, bien supérieure à la platine mobile.

Voici pour les détails de la méthode. Une fois les 100 numérations achevées, il faut faire le petit calcul suivant pour arriver à en déduire le nombre de globules blancs contenus dans un millimètre cube.

Soit 115, par exemple, le nombre des leucocytes obtenu dans les 100 numérations, c'est-à-dire une moyenne de 1,15 pour chacune d'elles. Comme nous prenons 5 fois plus de sang que dans la méthode de Hayem, nous multiplions 1, 15, le chiffre obtenu par $\frac{31.000}{5}$, c'est-à-dire. 6.200, ce qui fait dans le cas présent 7.130.

7.130 est donc le nombre de leucocytes par millimètre cube. Eh bien, ce n'est pas encore le chiffre rigoureux ; dans la plupart des cas, une cause d'erreur persiste encore qui fausse les résultats. Elle est due à ce que l'on ne compte pas toujours, comme on devrait, sur 1/125 de millimètre cube de dilution ; il arrive souvent que le côté du carré peint sur la cupule n'a pas rigoureusement 1/5 de millimètre, ceci tient à un défaut dans la fabrication de l'appareil d'optique qui conserve une certaine mobilité, grandissant ou rapetissant le carré suivant son éloignement du point de réglage. Si on veut avoir de la précision dans les résultats, il importe donc de ne pas négliger ce détail ; mais il faut à l'aide du micromètre oculaire contrôler les dimensions du carré et opérer le calcul de correction.

Comme on le montre par la constatation de ces diverses causes d'erreurs, on ne peut qu'avoir une confiance relative dans les numérations quantitatives faites jusqu'à ce jour.

Pour la numération qualitative des variétés de globules blancs, principalement des poly- et des mononucléaires, nous avons opéré comme il suit :

Après avoir porté sur une plaque de verre une goutte du sang à examiner, nous étalons ce sang rapidement sur la lamelle avec le bord mousse d'un ténotome ; nous n'usons jamais du procédé ordinaire qui consiste à frotter l'une contre l'autre deux lamelles ; il est défectueux, car il déforme et écrase beaucoup de globules. On obtient d'ailleurs, avec la première méthode, un étalement suffisamment mince. Nous fixons ensuite au sublimé, en ayant soin de laver longtemps et à grande eau, puis la préparation est mise, pendant un quart d'heure, en contact avec une solution très foncée de bleu de méthylène.

Les poly- et les mononucléaires se distinguent avec une grande netteté.

CHAPITRE IV

OBSERVATIONS DE FIÈVRES TYPHOIDES SUIVIES DE GUÉRISON

OBSERVATION I

Fièvre typhoïde normale avec guérison. Durée vingt-quatre jours.

R. M..., âgé de quinze ans, entré le 12 octobre 1900. Salle Saint-Augustin, lit n° 17, service de M. Bondet.

Antécédents héréditaires. Rien à signaler. Père et mère bien portants.

Antécédents personnels. A eu la rougeole. Le petit malade paraît chétif de constitution.

Début le 8 octobre par frissons, céphalée, élévation de température. Vomissements.

Examen le 12 octobre. — Rien au cœur ni au poumon.

Appareil digestif. — Langue sèche, rouge, saburrale, lèvres fuligineuses, pas d'ulcérations de la gorge.

Douleur et gargouillements de la fosse iliaque droite, quelques taches rosées mais rares. Léger météorisme. Diarrhée abondante couleur jus de melon. La rate n'est pas perceptible. Pouls à 110. Légère dyspnée. Séro-diagnostic positif. Agglutination à $\frac{1}{60}$.

20 octobre. — Même état. Prostration marquée.

Rêvasseries. La diarrhée persiste, la température est à 40 degrés. Les bains administrés toutes les trois heures ne parviennent pas à la faire baisser notablement. Râles de bronchite à l'auscultation. Dicrotisme du pouls. Les bruits du cœur un peu assourdis ne paraissent guère modifiés. Douleurs au niveau de la fosse iliaque droite. La rate n'est que peu perceptible.

24 octobre. — Même état. La température est toujours élevée, mais le cœur ne faiblit pas. Etat typhoïde toujours persistant. Ballonnement léger du ventre.

Quelques râles de bronchite.

28 octobre. — L'état s'améliore, le malade reprend sa lucidité, la température oscille entre 38 et 39 degrés.

La diarrhée cesse. Les bruits du cœur sont normaux. Pouls = 90.

30 octobre. — Rien à signaler. L'amélioration persiste.

2 novembre. — Le malade est convalescent et s'alimente.

FORMULE LEUCOCYTAIRE DU SANG GÉNÉRAL A PARTIR DU 20 OCTOBRE

1re numération, 20 octobre.

Nombre total des leucocytes, 5282.

Polynucléaires . . . . 57 pour 100

Mononucléaires. . . . 43 —

2e numération, 23 octobre.

Nombre total des leucocytes, 4000.

Polynucléaires . . . . 63 pour 100

Mononucléaires. . . . 37 —

3e numération, 24 octobre.

Nombre total des leucocytes, 3800.

Polynucléaires . . . . 84 pour 100
Mononucléaires. . . . 16 —

4e numération, 27 octobre.

Nombre total des leucocytes, 3160.
Polynucléaires . . . . 64 pour 100
Mononucléaires. . . . 36 —

5e numération, 30 octobre.

Nombre total des leucocytes, 3905.
Polynucléaires . . . . 54 pour 100
Mononucléaires. . . . 46 —

6e numération, 2 novembre.

Nombre total des leucocytes, 6116.
Polynucléaires . . . . 54 pour 100
Mononucléaires. . . . 46 —

Conclusions. — Fièvre typhoïde ayant évolué normalement, accompagnée d'une hypoleucocytose manifeste durant la période aiguë, avec prédominance des polynucléaires (84 pour 100, le 24 octobre). Le chiffre des leucocytes remonte pendant la période de convalescence (6116, le 2 novembre) tandis que la proportion des polynucléaires redevient normale (54 pour 100).

OBSERVATION II

Fièvre typhoïde normale évoluant vers la guérison. Durée vingt et un jours.

L. T..., âgé de vingt-trois ans, entré le 18 octobre, salle Saint-Bruno, lit n° 20, service de M. Schappey.

Antécédents héréditaires. — Rien à signaler.

Antécédents personnels. — Rougeole. Coqueluche dans l'enfance.

Le malade paraît d'une forte constitution.

L. T... est souffrant depuis une huitaine de jours, il a été pris subitement de frissons, de céphalée, de courbature générale avec quelques épistaxis sans phénomènes abdominaux.

A son entrée, on constate un certain état de prostration, la température est de 39°2, la langue blanche au centre, rouge sur les bords, sèche, les lèvres fuligineuses. Quelques épistaxis.

L'examen de l'abdomen révèle quelques taches roséesdiscrètes, du gargouillement et une vague douleur à la pression de la fosse iliaque droite. Diarrhée claire, peu abondante, couleur jus de melon.

A l'auscultation des poumons, on entend des râles de bronchite particulièrement perceptibles à droite. Légère dyspnée.

Les bruits du cœur sont normaux.

La rate n'est pas perceptible.

22 octobre. — Même état. La température est montée à 40 degrés. Des bains réguliers ont été institués toutes les trois heures.

État typhoïde très marqué. Prostration. Les signes abdominaux et pulmonaires persistent. Pouls dicrote.

24 octobre. — La température se maintient aux environs de 40 degrés malgré les bains. Même état de prostration. Diarrhée abondante. Râles de congestion. Le cœur ne présente aucune modification de rythme et de tonalité.

Rate perceptible à la percussion sur une étendue de deux travers de doigt environ.

26 octobre. — Une amélioration se dessine, la température oscille autour de 39 degrés. La prostration paraît diminuer; toujours quelques râles de bronchite à l'auscultation du poumon. La diarrhée persiste.

28 octobre. — L'amélioration est sensible, la température quoique toujours élevée diminue. L'état typhoïde a disparu. La bronchite rétrocède; quelques phénomènes abdominaux persistent encore.

1er novembre. — La guérison s'affirme, le malade entre en convalescence et s'alimente.

FORMULE LEUCOCYTAIRE DU SANG GÉNÉRAL

1re *numération, 24 octobre.*

Nombre total des leucocytes, 8340.

Polynucléaires . . . . 70 pour cent

Mononucléaires. . . . 30 —

2e *numération, 27 octobre.*

Nombre total des leucocytes, 6394.

Polynucléaires . . . . 63 pour 100

Mononucléaires. . . . 37 —

3e *numération, 30 octobre.*

Nombre total des leucocytes, 5226.

Polynucléaires . . . . 55 pour 100

Mononucléaires. . . . 45 —

4e numération, 1er novembre.

Nombre total des leucocytes, 4103.
Polynucléaires . . . . 58 pour 100
Mononucléaires. . . . 42 —

Conclusions. — Nous sommes en présence d'une fièvre typhoïde normale, qui a évolué avec une légère hypoleucocytose graduelle, laquelle n'est pas descendue au-dessous de 4000.

De plus, la proportion des polynucléaires qui était forte pendant la période aiguë de la maladie (70 pour 100) est descendue progressivement au chiffre normal (58 pour 100).

La rate a donné des signes séméiologiques de réaction (matité splénique).

CHAPITRE V

OBSERVATIONS DE FIÈVRES TYPHOIDES MORTELLES

OBSERVATION I

Fièvre typhoïde mortelle. — Durée trente jours.

F. T.... âgé de trente-cinq ans, entré le 25 octobre salle Saint-Bruno, lit n° 36, service de M. Schappey.

Antécédents. — Coqueluche dans l'enfance.

Début le 22 octobre par frissons, céphalée, courbature générale, fièvre, coryza, légère toux. Pas d'épistaxis. Ni diarrhée, ni vomissements, ni douleur abdominale.

Examen le 25 octobre. — Cœur normal.

Poumons, râles de congestion aux deux bases.

Appareil digestif : Langue sèche, rouge, saburrale. Lèvres fuligineuses. Gorge sèche et rouge sans ulcérations. Pas de douleurs abdominales. Léger météorisme ; gargouillements manifestes de la fosse iliaque droite. Grosse rate ; quelques taches rosées.

Céphalée Prostration Température 40 degrés. Séro-diagnostic positif à 1/50.

5 novembre. — Épistaxis peu abondante, mais de longue durée. État typhoïde très marqué.

Bruits du cœur sourds. Pouls dicrote. Température toujours élevée.

13 novembre. — État ataxo-adynamique. Ulcérations buccales au niveau des piliers du voile. Pseudo-membranes peu adhérentes. Urines albumineuses. Râles d'œdème aux bases.

Au cœur, les bruits sont très sourds et le premier est particulièrement traînant. Pas d'arythmie.

19 novembre. — Subdélirium. Carpholohie. Diarrhée abondante et très fétide.

13 novembre. — Cœur arythmique. Bruits très sourds : pulsations rapides. Matité élargie. Tuméfaction latérale gauche du cou, engainant le sterno-cléido-mastoïdien, non fluctuante. Diarrhée toujours abondante.

Traitement. — Bains froids toutes les trois heures de 28 degrés au début, puis de 25 degrés.

Injections de sérum artificiel (350 cent. cubes) à trois reprises.

Le malade meurt le 23 novembre à 5 heures du matin, brusquement, deux heures après le bain.

Autopsie. — Le péricarde contient 150 grammes de liquide citrin ; ni dépoli, ni exsudats des feuillets de la séreuse.

Myocarde décoloré, teinte feuille morte ; mou, s'affale sur la table. Pas de lésions orificielles.

Pas de liquide dans la cavité pleurale. Légères adhérences au sommet gauche. Les deux lobes inférieurs sont congestionnés. A la coupe, la pression laisse sourdre une sérosité rougeâtre légèrement spumeuse ; pas de foyers d'hépatisation.

Reins congestionnés.

Rate volumineuse, poids 350 grammes.

Les intestins ouverts dans toute leur longueur montrent cinq ulcérations des plaques de Peyer, dont deux de l'étendue d'une pièce de 1 franc siégeaient sur l'intestin grêle à 10 centimètres environ de la valvule iléo-cæcale ; les bords sont à pic, la muqueuse a complètement disparu. La séreuse forme seule le fond de l'ulcération. Les trois autres, de petit volume, siègent à 40 centimètres environ de la valvule. Au niveau du côlon ascendant, à la portion initiale, on remarque une congestion de la muqueuse sur une assez large surface avec piqueté hémorragique, mais sans ulcération.

En résumé, les révélations de l'autopsie se réduisent à :

Ulcérations des plaques de Peyer,
Hydropéricarde,
Myocardite,
Hypertrophie de la rate.

Nous avons pratiqué sur le sang de ce malade 5 numérations, tous les deux jours, à partir du 13 novembre, c'est-à-dire au vingt-troisième jour de sa maladie. Voici les résultats :

1re numération.

Nombre total des leucocytes : 2780.
Polynucléaires . . 52 pour 100
Mononucléaires . . 48 —

2e numération.

Nombre total des leucocytes : 4000.
Polynucléaires. . . 53 moyens
Mononucléaires . . 47 —

3e numération.

Nombre total des leucocytes : 5200.
Polynucléaires. . . 62 moyens pour 100.
Mononucléaires . . 38 —

4e numération.

Nombre total des leucocytes : 7300.
Polynucléaires . 74 pour 100, dont 45 petits
Mononucléaires . 26 —

5e numération.

Nombre total des leucocytes : 11.150.

Polynucléaires .	85	de petite taille
Mononucléaires.	15	—

Après la mort, nous avons fait une prise de sang dans la veine splénique, et nous avons trouvé :

Nombre total : 40.000, tous mononucléaires de moyenne dimension.

Résumé de la formule leucocytaire.

Ainsi donc, à l'hypoleucocytose du début, nous voyons succéder une hyperleucocytose croissante avec la gravité de l'état.

Le nombre des polynucléaires pour 100 croît également et la progression est très manifeste : 52, 53, 62, 74, 85, et peut être représentée par une courbe ascendante très régulière. Les deux derniers jours, les polynucléaires deviennent de petite taille.

L'examen du sang splénique montre une réaction très vive de la rate, traduite par une *mononucléose* très abondante : 40.000.

OBSERVATION II

Fièvre typhoïde mortelle. Durée vingt jours.

A. D..., âgé de trente-cinq ans, entré le 15 novembre, salle Saint-Augustin, service de M. Bondet.

Antécédents. — Rien à signaler si ce n'est une arthrite sèche tuberculeuse de l'épaule.

Entre avec un état délirant assez prononcé ; la maladie a débuté le 8 novembre par des frissons, une céphalée assez vive avec élévation thermique : pas d'épistaxis.

Examen. — Prostration marquée; langue grillée, sèche, rouge sur les bords, lèvres fuligineuses, température 40°2.

Le ventre est ballonné, peu douloureux; on perçoit des gargouillements dans tout l'abdomen, surtout dans la fosse iliaque droite. Pas de taches rosées. Pas de matité splénique. Rien aux poumons ni au cœur. Les urines ne contiennent pas d'albumine. Séro-diagnostic positif à 1/60.

17 novembre. — Ballonnement notable du ventre. Même état de subdélirium. Légère inégalité des pupilles.

21 novembre. — La température se maintient toujours à 40 degrés, le malade prend une syncope dans le bain. Adynamie très prononcée, yeux hagards, ballonnement énorme.

Au cœur, le rythme est devenu pendulaire ; les bruits sont assourdis. Abolition des réflexes. Carphologie. État comateux. Urines ammoniacales. Quelques taches rosées sur le thorax. On prescrit de la caféine, de l'antipyrine, des sachets de glace sur l'abdomen.

22 novembre. — L'état semble s'améliorer, la langue est humide, le pouls est à 140 pulsations.

24 novembre. — Le malade retombe dans le coma; le pouls est à 156. Le rythme pendulaire persiste; dyspnée, début d'escarre sacrée, la température est de 40°3.

26 novembre. — Les bains sont prescrits de nouveau à 35 degrés, refroidis jusqu'à 28 degrés, suivis d'ablutions froides. Une nouvelle syncope se produit ; on les supprime.

27 novembre. — A 5 heures du matin le malade succombe.

Autopsie. — Les poumons présentent une congestion assez prononcée des bases et rien de plus. Les plèvres sont saines.

Le cœur est augmenté de volume, il a une couleur feuille morte, caractéristique de la myocardite ; il est mou, flasque et s'affale sur la table d'autopsie.

La rate a un volume normal et pèse 180 grammes. A l'ouverture des intestins, on aperçoit des plaques de Peyer, de volume variable, disséminées sur le tiers inférieur de l'intestin grêle, et deux petites au niveau de la portion initiale du gros intestin, on ne constate aucune perforation, mais à certains points les ulcérations sont profondes, ne respectant qu'une mince couche de séreuse.

Les reins sont congestionnés.

Numération, le jour de la mort, des leucocytes du sang général.

Nombre total : 13.043.

Polynucléaires . 85 pour 100, tous de petite taille
Mononuclaires . . 15 —

Numération des leucocytes du sang de la veine splénique.

Nombre total : 28.000, tous mononucléaires, de taille moyenne.

Conclusions. — Le malade est mort avec hyperleucocytose polynucléaire du sang général, les polynucléaires étant de petite taille. La rate ne paraît pas avoir réagi ; son volume et son poids sont normaux. L'hypermononucléose du sang de la veine splénique semble être un phénomène physiologique (His, en effet, a trouvé 1 leucocyte sur 60 hématies dans le sang de la veine splénique d'un animal sain).

OBSERVATION III

Fièvre typhoïde mortelle. Durée dix-sept jours.

J. R. ., âgé de trente-sept ans. Entré le 19 novembre, salle Saint-Augustin, service de M. Bondet. Excès alcooliques à signaler dans ses antécédents. Début de la maladie dix jours avant son entrée à l'hôpital, par frissons, température élevée, faiblesse générale, céphalée, diarrhée.

A son entrée, on constate du ballonnement du ventre sans gargouillement ni douleur dans la fosse iliaque, quelques rares taches rosées abdominales et inguinales.

La matité splénique est perçue sur la surface de deux travers de doigt : le palper ne donne aucun renseignement. La langue est grillée, sèche, ligneuse.

A l'examen des poumons, on constate des roncus peu nombreux dans toute la hauteur et des râles localisés aux bases. Séro-diagnostic positif 1/40.

Les bruits du cœur sont sourds, sauf le second bruit aortique qui est éclatant ; le pouls est à 104 pulsations ; la radiale et la temporale sont dures. L'état général ne semble pas alarmant ; ni obnubilation, ni délire.

26 novembre. — Le ballonnement du ventre s'exagère, masquant mal la matité de la vessie distendue, qui remonte jusqu'à l'ombilic.

L'examen du poumon révèle une submatité de la base gauche avec souffle tubaire et râles crépitants ; ni flot, ni expectoration.

État semi-comateux. Carphologie.

Le malade succombe le 27 novembre.

Autopsie. — Les poumons sont uniformément congestionnés ; le gauche présente de plus à la base une zone d'hépatisation rouge très apparente à la coupe ; les bronches encombrées de mucosités offrent une muqueuse épaissie et boursouflée. Les plèvres ne sont pas adhérentes.

Le cœur est légèrement hypertrophié ; on ne constate aucune lésion valvulaire.

La rate est hypertrophiée et pèse 250 grammes.

Les intestins, ouverts dans toute leur longueur, laissent apercevoir une dizaine d'ulcérations des plaques de Peyer à tous les degrés, dont l'une perforée ; ces ulcérations, dont l'étendue varie d'une pièce de 50 centimes à 1 franc, ont une forme allongée dans le sens longitudinal et siègent à la partie inférieure de l'intestin grêle jusqu'au niveau de la valvule iléo-cæcale ; le gros intestin n'offre que quelques zones de congestion, avec piqueté hémorragique en certains points.

Numération des leucocytes dans le sang général :

Nombre total : 12.000 (de petite taille pour la plupart).

Polynucléaires : 80 p. 100.

Mononucléaires : 20 —

Sang de la veine splénique :

Nombre total : 30.000 (tous mononucléaires de taille moyenne).

Résumé de la formule leucocytaire. — Mort avec hyperleucocytose polynucléaire du sang général (**ces polynucléaires étant de petite taille**).

Hyperleucocytose mononucléaire du sang de la rate.

OBSERVATION IV

Arthrotyphus. Septicémie éberthienne chez un ancien typhique. Durée : vingt-huit jours.

F. G... âgé de dix-sept ans. Nous ne relevons dans ses antécédents héréditaires qu'un père alcoolique. Le malade est l'aîné de onze enfants dont trois seulement sont encore vivants, tous trois obèses. Pas d'antécédents rhumatismaux.

Comme maladies antérieures, G... a eu la fièvre typhoïde à l'âge de huit ans, pendant la convalescence de laquelle il est devenu subitement et presque complètement aveugle, à la suite, dit-il, d'une frayeur. Cette première fièvre typhoïde lui a laissé un affaiblissement assez marqué des facultés intellectuelles et de la mémoire en particulier.

A l'âge de onze ans, il eut une attaque de rhumatisme articulaire aigu, que plusieurs récidives prolongèrent pendant deux mois et demi et qui fut accompagnée de fièvre, délire, agitation, constipation opiniâtre ; on le traita par l'antipyrine. Il est à noter que cette attaque de rhumatisme fut prise au début pour une fièvre typhoïde.

La maladie actuelle a débuté le 1er octobre 1900 par des phénomènes articulaires rappelant ses anciennes crises. G... s'est alité le 7.

Examen. — Toutes les articulations sauf les coxo-fémorales, sont le siège de douleurs très aiguës survenant à l'occasion des mouvements ; elles sont tuméfiées, chaudes, et présentent des taches roses, fleur de pêcher, particulièrement sur le dos des mains et au niveau de la cheville droite. La face est pâle, la transpiration abondante.

Appareil digestif. — La langue, blanche au centre, rouge à la pointe, est sèche et présente des trémulations ; les lèvres sont fuligineuses, les gencives sont recouvertes d'un enduit nacré. L'examen de l'abdomen ne révèle ni douleur à la pression, ni gargouillement iléo-cæcal. Pas de taches rosées.

Le pouls est à 124 ; il est faible, régulier ; on ne note pas de souffle cardiaque, mais les bruits sont assourdis.

La respiration est accélérée, bruyante, régulière ; quelques sibilances aux poumons.

L'état général paraît inquiétant ; le malade délire et s'agite à tel point qu'on lui met la camisole de force.

Les urines sont troubles, foncées, renferment beaucoup d'urates et des traces d'albumine.

La température est de 40°5 le soir et de 39 degrés le matin.

On prescrit 5 grammes de salicylate de soude.

13 octobre. — L'état typhique s'est accentué. Les douleurs ont disparu dans toutes les articulations, sauf au cou-de-pied où elles persistent encore quoique moins vives.

Pouls, 112. — 56 respirations à la minute.

15 octobre — Les phénomènes articulaires ont disparu, mais le malade présente une légère diarrhée jaune clair, quelques taches se remarquent sur le cou, les épaules et la poitrine, avec toutes les apparences des taches rosées, s'effaçant à la pression. L'état typhique persiste.

L'examen des poumons révèle des phénomènes intenses de

bronchite diffuse. Le pouls est à 120 ; les bruits du cœur sont de plus en plus sourds.

16 octobre. — Quelques reliquats de fluxion articulaire persistent encore, principalement aux doigts et au poignet gauche, qui présente une semi-ankylose et où la douleur persiste accompagnée de craquements à la mobilisation.

Le malade se plaint de douleurs très vives à la tête ; le délire persiste, mais plus calme ; les bras sont agités de tremblements. La température est toujours très élevée, 39°8 le matin, 40°1 le soir. Devant la persistance de la diarrhée et des phénomènes cérébraux, le salicylate est supprimé, on prescrit des bains réguliers.

Le séro-diagnostic est positif à 1/40.

18 octobre. — Les phénomènes abdominaux s'accusent, le ballonnement augmente.

L'excitation diminue et fait place à de la somnolence, la céphalalgie disparaît. Pas de raideur de la nuque ; quelques secousses nystagmiformes horizontales.

Les phénomènes respiratoires s'accentuent ; jeu des ailes du nez, 68 respirations courtes, superficielles. Toux fréquente, crachats muco purulents. Submatité aux deux bases, obscurité et tendance à l'égophonie, râles sonores disséminés. Transpiration abondante. Les phénomènes articulaires ont rétrocédé.

Les bruits du cœur sont sourds, le pouls est à 120.

T. = 40°5 le soir, 39°5 le matin.

20 octobre. — Météorisme. Pas de matité splénique.

Les phénomènes respiratoires s'accentuent. Les urines sont albumineuses. T. = 40 degrés le matin et 40°2 le soir.

22 octobre. — Les bains sont supprimés, le pouls est à 130. Les mouvements respiratoires sont très fréquents : 72 par minute. Etat ataxo-adynamique prononcé.

24 octobre. — Délire entrecoupé de phases d'abattement.

P. = 128. T. = 39°,5 à 39°8. Incontinence.

26 octobre. — Sudamina à la face antérieure de la poitrine. Diarrhée abondante. Tendance à l'escarre sacrée P. = 132.

28 octobre. — La torpeur augmente, la face est cyanique, les

ailes du nez sont agitées de battements. Apparition de muguet dans la cavité buccale.

Les phénomènes articulaires ont complètement disparu ; à peine quelques craquements qui persistent dans le poignet gauche.

Le pouls est faible : 136. Température rectale = 38°9 Le malade succombe par asphyxie.

Autopsie. — A l'ouverture du thorax, les poumons sont congestionnés, œdémateux, mais sans points d'hépatisation ; on constate à la coupe les signes anatomiques d'une bronchite purulente. Les deux poumons, et particulièrement le gauche, présentent des adhérences lâches.

Quelques ganglions trachéo-bronchiques non caséeux.

L'intestin grêle, déroulé et ouvert, ne présente aucune ulcération des plaques de Peyer, pas plus que le gros intestin qui est très congestionné.

Le foie est le siège d'une dégénérescence graisseuse très marquée et déjà ancienne ; pas de congestion des veines sus-hépatiques ; ecchymoses ponctuées superficielles sur la face inférieure.

Au cœur, pas d'insuffisance. Le bord libre des valvules aortique et mitrale est tapissé d'un cordon de petites granulations rosées, végétantes, en chou-fleur, assez dures, sans ulcérations.

Symphyse lâche du péricarde, sans adhérences au médiastin.

Les reins sont congestionnés. La rate a son volume normal.

Agglutination (Lesieur.)

15 octobre	1/40
18 —	1/20
21 —	0
24 —	1/10
27 —	0

Le sang général contient des bacilles d'Eberth en grand nombre, on n'en décèle au contraire pas de trace dans la rate ; les ensemencements de sang et de suc splénique ont été stériles.

La numération des leucocytes, faite depuis le 19 octobre, nous a donné les chiffres suivants :

1° Sang de la circulation générale.

1re numération, 19 octobre.

Nombre total. . . .	13.801	
Polynucléaires . . .	91	pour 100
Mononucléaires . . .	9	—

2e numération, 21 octobre.

Nombre total. . . .	14.801	
Polynucléaires . . .	93	pour 100
(dont 62 petits, 30 moyens, 8 grands).		
Mononucléaire . . .	7	pour 100

3e numération, 23 octobre.

Nombre total. . . .	10.000	
Polynucléaires . . .	91	pour 100
(dont 75 petits, 20 moyens, 5 grands).		
Mononucléaires . . .	9	pour 100

4e numération, 27 octobre.

Nombre total. . . .	18.904	
Polynucléaires . . .	94	pour 100
(dont 80 petits, 14 moyens).		
Mononucléaires . . .	6	pour 100

2° Numération du sang de la veine splénique, 29 octobre.

Nombre total, 22.400.
Tous mononucléaires de dimension moyenne.

Conclusions. — La formule leucocytaire du sang général montre donc chez ce malade une hyperleucocytose croissante, surtout polynucléaire; ajoutons que ces polynucléaires sont de *petite dimension* pour la plupart, surtout dans les derniers jours de la maladie.

Le sang de la veine splénique, au contraire, a montré une hyperleucocytose exclusivement mononucléaire. De plus, le sang et la pulpe splénique, ainsi que nous l'avons vu, ne contenait aucun bacille, chose extraordinaire, et la rate qui, d'habitude, est le foyer d'activité microbienne dans toute infection, n'était en rien hypertrophiée ni turgescente, et semblait être restée absolument indifférente au processus infectieux auquel le malade a succombé.

Ces dernières constatations sont en contradiction évidente avec la généralité des faits observés ; si nous ajoutons que cette fièvre typhoïde a évolué sans lésions des follicules lymphoïdes, nous conclurons que nous sommes en présence d'un cas de septicémie éberthienne où l'organisme ne semble pas avoir mis en jeu les ressources habituelles et où l'invasion pathogène n'a pas agi selon la règle ordinaire. C'est un cas très intéressant comme Bargeon et Lesieur[1] en ont réuni quelques-uns récemment.

[1] Bargeon et Lesieur, *Province médicale*, 27 octobre 1900.

CHAPITRE VI

ROLE DE LA RATE ET DE LA MOELLE OSSEUSE

I. Rôle de la rate dans l'infection éberthienne.

Le rôle de la rate dans l'infection éberthienne, comme dans toutes les infections en général, est loin d'être élucidé. Tous les auteurs ont considéré jusqu'à ces derniers temps l'hypertrophie splénique comme un symptôme fondamental de la fièvre typhoïde, au même titre, dit Besançon[1], que le caractère cyclique de la fièvre et que l'éruption des taches rosées. Le bacille d'Eberth se cantonne le plus souvent dans la rate ; c'est là un fait établi par Trousseau Billroth, Murchinson, Spillmann, Ranvier, et bien d'autres ; la pulpe splénique paraît être le principal foyer de réaction, le lieu de combat par excellence. Dans les cas types de fièvre typhoïde, ainsi que l'a montré Besançon, la rate commence à s'hypertrophier vers le quatrième jour, atteint son maximum du dix au quinzième, pour revenir progressivement à son volume normal jusqu'à la guérison ; la persistance de la matité spléni-

[1] Besançon, *la Rate dans les maladies infectieuses* (th. de Paris, 1895).

que serait d'un pronostic fâcheux et retarderait la convalescence. Ainsi, la rate réagit en exagérant son rôle physiologique. Mais ce rôle est encore bien obscur ; il semble que cet organe soit un lieu de fabrication de leucocytes ; c'est ainsi que His a trouvé dans le sang de la veine splénique une proportion de 1 globule blanc sur 60 hématies au lieu de 1 sur 125, c'est-à-dire plus, non seulement que dans l'artère afférente, mais plus encore que dans toute autre veine de l'organisme. On ne peut cependant conclure de ces constatations que les leucocytes naissent dans la rate qui peut n'être pour eux qu'un lieu de concentration, d'arrêt ou de rajeunissement suivant les idées diverses émises à ce sujet. Nous nous rangerons à l'opinion de Dominici, qui s'exprime ainsi :

« Le tissu de la rate, dit-il, comme tout tissu lymphoïde, est caractérisé par la présence d'éléments doués d'un pouvoir destructeur à l'égard des polynucléaires et des hématies ; ce sont des mononucléaires macrophages de tailles diverses, non granuleux, source des mononucléaires de la lymphe auxquels s'ajoutent des plaquettes de Bizzozero et des hématoblastes d'Hayem. La rate possède, comme le gang ion, la fonction lymphopoiétique, le pouvoir hémolytique et leucolytique ; c'est un ganglion offrant des connexions spéciales avec le tissu vasculaire sanguin. »

Quand la rate réagit, la production des mononucléaires s'exagère et le nombre des éléments défenseurs augmente d'autant. On a essayé, par plusieurs méthodes, d'étudier le rôle physiologique du tissu splénique.

Un moyen consiste à splénectomiser certains animaux et à observer sur eux la marche des différentes infections. Il ne semble pas que l'on ait eu par ce procédé beaucoup de résultats : Billroth et Mosslet ont observé seulement une diminution du nombre des leucocytes dans le sang; l'ablation de la rate était compensée par l'hypertrophie des ganglions. Koroboff[1] a également remarqué, chez le chien, que la splénectomie est constamment suivie d'une diminution du nombre des leucocytes jeunes, tandis que les éléments mûrs deviennent plus nombreux : il en est de même pour les ganglions lymphatiques après la ligature du canal thoracique ; l'auteur en arrive à cette conclusion, que la rate et le ganglion sont les organes principaux qui élaborent les éléments jeunes du sang. MM. Courmont et Duffau[2] ont vu varier le mode de réaction suivant l'âge de l'animal. Ils en concluent que « si la rate est utile à l'organisme envahi par certains microbes, elle semble indifférente et même nuisible pour la lutte vis-à-vis d'autres agents virulents ».

Nicolas et Beau[3] ont observé des actions contradictoires de même ordre : ainsi la rate, chez le cobaye, favorise l'intoxication par la strychnine, strophantine, atropine, paraît sans action sur la spartéine et la cocaïne, semble augmenter la résistance à l'ésérine.

Nous dirons donc avec Courmont, pour résumer les résultats acquis par cette méthode : « La splénectomie

[1] Koroboff, *Arch. des sciences expérimentales*, VII, 387-410, 1899.

[2] Courmont et Duffau, *Arch. med. exp.*, mai 1898.

[3] Nicolas et Beau, de l'Évolution de l'intoxication par divers alcaloïdes chez le cobaye (*Presse médicale*, 31 octobre 1900).

n'entrave pas l'immunisation. Il est difficile de dire qu'elle ne l'influence pas. »

Il reste un second moyen d'étudier le rôle protecteur de la rate vis-à-vis de l'infection, c'est celui qui consiste à exalter la virulence de cet organe. C'est ce qu'ont fait Lépine et Lyonnet[1]. Ils ont mis à l'air momentanément la rate d'un chien et l'ont portée artificiellement à la température de 44 degrés pendant deux heures et demie, une demi-heure avant l'injection de 1 centimètre cube de toxine typhique et deux heures après. Ils ont constaté que l'animal opéré a survécu, tandis qu'un chien normal témoin a succombé. De plus, dès l'injection, ils ont observé une diminution du nombre des globules blancs suivie bientôt d'une augmentation considérable.

Ces résultats sont assez concluants pour qu'on puisse en déduire que la rate joue un rôle important dans le mécanisme de la leucocytose de la fièvre typhoïde.

II. **Rôle de la moelle osseuse dans l'infection éberthienne.**

Si de bonne heure le rôle de la rate a été soupçonné grâce aux signes objectifs par lesquels il se manifeste, il n'en a pas été de même de la moelle osseuse, dont l'action a paru longtemps se limiter à la seule période de l'évolution fœtale; c'est à peine si, chez l'adulte, on lui a conservé un rôle hématopoiétique. Son apparence

[1] Lépine et Lyonnet : Sur le rôle protecteur de la rate dans l'intoxication typhique chez le chien (*Revue de médecine*, novembre 1898).

cellulo-graisseuse en fait en effet chez lui un organe de régression, un tissu de remplissage dont le rôle est celui de soutien et de conducteur des vaisseaux nourriciers de l'os. Mais, depuis ces dernières années, Roger et Josué [1] ont montré que le rôle fœtal, si éteint qu'il paraisse être chez l'adolescent, et même chez l'adulte, peut se réveiller à l'occasion de certaines infections pour ajouter ainsi aux fonctions défensives des autres organes et aider à la réaction de l'économie contre le microbe envahisseur. La question s'est éclairée du jour où l'étude des éléments figurés du sang et en particulier des globules blancs, a pris en anatomie générale le rôle prépondérant qui lui convient. Des travaux récents entrepris sur le tissu myologène par Roubinstein, Roger, Josué et surtout Dominici [2], il ressort les notions suivantes :

« Le tissu myélogène donne naissance, à côté des hématies nucléées aux variétés suivantes de globules blancs : myélocytes basophiles se transformant en myélocytes neutrophiles, lesquels sont des mononucléaires granuleux, origine des polynucléaires neutrophiles.

Myélocytes éosinophiles mononucléaires granuleux, souche des polynucléaires éosinophiles (Ehrlich).

Myélocytes à types de mastzellen, souche des mastzellen du sang (Ehrlich) ;

Mégacaryocytes ou cellules géantes à noyau bourgeonnant. »

[1] Roger et Josué, la Moelle osseuse à l'état normal et dans les infections (*Gazette hebdomadaire*, avril 1894).

[2] Dominici, *Arch. med. exp.*, septembre 1900.

La réaction de la moelle osseuse se manifestera par la production exagérée du nombre des leucocytes ci-dessus mentionnés, en particulier des polynucléaires qui sont les éléments les plus actifs et les plus précieux pour la lutte.

La leucocytose est donc intimement liée au rôle de la moelle osseuse, laquelle est très sensible aux substances ayant une action chimiotactique positive sur les globules blancs. Roubinstein dit même que la leucocytose est la fonction exclusive du tissu ostéo-médullaire ; il ajoute que la rate n'entre pour rien dans la production des leucocytes ; cet auteur a observé, en effet, que la morphologie des éléments du tissu splénique restait la même avant et après une leucocytose expérimentale. « Les globules blancs polymorphes qui pénètrent dans le sang pendant la leucocytose proviennent uniquement des cellules fondamentales de la moelle osseuse et non des lymphocytes immigrés des ganglions. »

Roger et Josué font également la leucocytose fonction d'une prolifération des cellules médullaires : « La moelle osseuse est l'étuve où naissent et se transforment les cellules, origine des globules blancs. »

La réaction ostéo-médullaire se manifeste aussi bien dans les infections aiguës que dans les infections chroniques. Grohé [1] a signalé dans la moelle osseuse des tuberculeux un nombre considérable de neutrophiles et une prolification de myélocytes. La moelle de

[1] Grohé, Ueber das Veralten des Knochenmarkes in verschiedenen Krankheitzustanden (*Berlin, klin Wochenschr.*, 1881, n° 44, et 1884, n° 15).

l'adolescent et même de l'adulte présente dans ces cas l'aspect rouge de la moelle fœtale. La variole pustuleuse, la variole hémorragique et toutes les maladies hémorragipares ont aussi un retentissement sur le tissu myélogène, ainsi que l'a montré Golgi.

Après tous ces exemples, il ne nous semble pas utile d'insister plus longtemps pour que l'on puisse envisager le rôle capital de la moelle des os dans la défense de l'économie, en particulier de la moelle des os courts et des os plats, celle des os longs restant toujours graisseuse.

L'analogie du rôle du ganglion nous dispensera de faire une étude spéciale de cet organe.

CHAPITRE VII

DISCUSSION DES FAITS

D'après l'établissement de la formule leucocytaire des quelques cas observés par nous de fièvres typhoïdes normales et anormales, nous sommes autorisé à conclure ce qui suit :

1° Dans les fièvres typhoïdes qui suivent un cours régulier pour aboutir à la guérison, la réaction défensive de l'organisme se traduit dans la majorité des cas par une hypoleucocytose avec exagération de la proportion numérique des polynucléaires sur les mononucléaires. La guérison s'accompagne d'un retour au chiffre physiologique des globules blancs et au rapport normal de leurs différentes variétés, avec tendance à une hyperleucocytose passagère.

2° Les cas mortels sont suivis les derniers jours le plus souvent d'une hyperleucocytose manifeste, quelquefois d'une hypoleucocytose, mais jamais la formule leucocytaire n'est conforme à la normale.

Nos résultats confirment pleinement ceux de MM. Martel et Barbaroux.

3° La rate réagit souvent, presque toujours dans les

cas suivis de guérison. Dans les infections mortelles, elle demeure parfois indifférente. Nous avons observé un cas où le sang et la pulpe spléniques ne contenaient pas de bacilles, alors que le sang général en était infecté.

Ces résultats définitivement acquis, cherchons une explication à ces variations de la formule leucocytaire et voyons si nous ne trouverons pas une hypothèse qui, sans prétendre résoudre une question si obscure, pourrait tout au moins aider à la compréhension et guider des recherches ultérieures.

On peut expliquer différemment l'hypoleucocytose des cas bénins.

Elle peut résulter, en effet, d'une leucolyse exagérée, due à la destruction des globules blancs par les sécrétions bactériennes.

Elle peut tenir aussi à un appel chimiotaxique des leucocytes dans la rate où se ferait la phagocytose du bacille attiré lui-même dans cet organe ; c'est ce qu'explique Cantacuzène lorsqu'il dit : « Les toxines vont impressionner les leucocytes qui, surpris par cette modification subite du milieu, se mettent à l'abri dans les organes à circulation ralentie, d'où hypoleucocytose. Mais bientôt l'accoutumance se fait et les leucocytes rentrent dans les vaisseaux en grand nombre, d'où hyperleucocytose. » Nous croyons que le mécanisme est plus complexe, car cette hypothèse ne peut nous expliquer l'hyperleucocytose des cas mortels.

A ces deux actions vient s'ajouter, d'après nous, une troisième plus importante peut-être que les deux autres réunies. C'est ce que nous appellerions volontiers la phagoleucose, c'est-à-dire l'action destructive exercée par les macrophages de la rate et des ganglions sur les leucocytes affaiblis par les microbes et leurs toxines et impropres désormais à la lutte. Une des fonctions de ces organes, en effet, est de veiller par leurs macrophages à la suppression de tous les éléments encombrants et nuisibles (Dominici[1]), aussi bien cellules que microbes et c'est pour suffire à cette tâche que la rate s'hypertrophie dans les cas d'invasion éberthienne. Mais tandis que les leucocytes affaiblis et par conséquent inutiles sont ainsi balayés du foyer de la lutte, la moelle osseuse réagissant sous le fouet de l'infection fabrique à la hâte d'autres leucocytes défenseurs qu'elle verse dans le lieu du combat ; ceux-ci, nouveaux venus, apportent dès leur arrivée la supériorité d'une activité toute fraîche. Pendant la période d'hypoleucocytose, il y a plus d'éléments détruits par les bacilles et les macrophages de la rate que d'éléments fabriqués par la moelle osseuse : le microbe semble victorieux. Mais le renouvellement incessant des leucocytes oppose aux envahisseurs une résistance qui ira croissant jusqu'à devenir supérieure, car les bacilles usent peu à peu leur action nocive, ainsi que les toxines (propriété atténuante des humeurs) ; ils diminuent de nombre, dévorés par les jeunes polynucléaires dans toute leur activité phagocytaire.

Alors, tandis que la victoire se dessine en faveur de l'économie, on voit l'hypoleucocytose cesser peu à

[1] Dominici, Histologie de la rate normale (*Arch. méd. exp*, 1900, p. 563).

peu ; le nombre des globules blancs affaiblis et inutiles diminue, et, par conséquent, celui des leucocytes phagocytés. La rate, d'abord hypertrophiée par sa surproduction de macrophages, revient peu à peu à son activité et à son volume normal, tandis que persiste, exagérée encore quelque temps, la fonction hématopoiétique de la moelle osseuse. On voit alors une hyperleucocytose, légère le plus souvent et de bon augure, succéder à l'hypoleucocytose du début, puis tout rentre dans l'ordre et la substance ostéo-médullaire revient progressivement à son degré normal d'activité leucopoiétique. La guérison est assurée.

Passons maintenant aux cas mortels et voyons si la même hypothèse permettra de nous expliquer les variations leucocytaires. Nous avons vu, en effet, que les malades succombent, tantôt et c'est le plus souvent, avec de l'hyper- , tantôt avec de l'hypoleucocytose, jamais avec un nombre physiologique de globules blancs.

Nous dirons que :

1° Si la mort arrive avec hypoleucocytose, c'est que, très vraisemblablement, les macrophages de la rate, unissant leur action à celle des microbes et des toxines, détruisent un nombre de leucocytes affaiblis, plus grand que les organes hémato- et lymphopoiétiques n'en peuvent produire ; c'est ce que nous avons dit plus haut ; l'organisme ne peut se ressaisir.

2° Si la mort survient, au contraire, avec hyperleucocytose, il peut arriver deux choses :

a) La moelle osseuse surmenée, fabrique des éléments

plus petits, plus faibles, moins résistants, atteints de caducité précoce; la lutte ne peut être soutenue (tels *les petits polynucléaires* observés quelques jours avant la mort, dans le sang du malade de l'observation IV, qui a succombé à une septicémie éberthienne). C'est ce qui arrive dans la généralité des cas.

b) La rate, soit qu'elle ait reçu une atteinte antérieure, soit pour toute autre raison, que nous ignorons, ne peut plus remplir son rôle, faiblit à sa tâche et laisse le sang s'encombrer de leucocytes morts ou impropres à la lutte, dont le nombre croît sans cesse, et qui s'ajoutent à l'action nocive des toxines microbiennes pour empoisonner l'organisme. Nous avons, dans le cas cité plus haut de septicémie éberthienne, un exemple intéressant de cette indifférence de la rate (qui n'était en rien hypertrophiée et ne contenait pas de bacilles, alors que le sang général en était envahi); la formule leucocytaire du sang général avait donné le chiffre très élevé de 18.000 leucocytes, la grande majorité (94 pour 100) *petits* polynucléaires, dont l'origine était très vraisemblablement la moelle osseuse et non la rate, puisque, par un contraste frappant, le sang de la veine splénique ne contenait exclusivement que des mononucléaires (ce qui est conforme aux idées d'Ehrlich). On pourrait cependant, avec Dominici, supposer que les mononucléaires du sang splénique sont des éléments non arrivés à leur maturité et destinés à se transformer en polynucléaires. Mais nous avons contre cette hypothèse ce fait qu'il y avait une différence de volume considérable entre les polynucléaires du sang général qui étaient de *très petite* dimension (à peine la taille d'un globule rouge), et les mononucléaires de la rate, la plupart, de grands lymphocytes.

En résumé, il semble donc que, dans la défense de l'économie contre l'infection éberthienne, les actions différentes de la moelle osseuse, de la rate et des ganglions doivent concourir au même but : donner des éléments défenseurs en nombre suffisant, et suffisamment vigoureux pour lutter contre les bacilles envahisseurs. La victoire ne pourra être possible que si, d'une part, la moelle osseuse fournit des éléments assez puissants et si, d'autre part, la rate et les ganglions produisent un assez grand nombre de macrophages pour balayer l'organisme des éléments cellulaires et autres inutiles et, de ce fait, nocifs.

CHAPITRE VIII

PHAGOCYTOSE DU BACILLE D'EBERTH

Le terme de phagocyte a été créé par Metchnikoff[1] qui définit ainsi « tout élément fixe ou migrateur capable de saisir activement et d'incorporer des particules solides situées en dehors de lui ».

Avant la série mémorable des travaux de 1883, plusieurs observateurs avaient bien constaté des éléments particuliers essentiellement actifs, paraissant jouer un rôle dans la résorption des corps étrangers ; Lieberkühn les avait signalés chez les infusoires, Recklinghausen[2], dans les globules de pus ; Wegner[3] dans la résorption du tissu osseux ; mais c'est à Metchnikoff que l'on doit « la notion de la différenciation progressive d'un feuillet moyen dont les éléments conservent seuls la propriété de digestion intra-cellulaire et adaptation de ce feuillet à la protection de l'organisme contre les parasites immigrés et les corps étrangers de toute

[1] Metchnikoff, *Leçons sur la pathologie comparée de l'inflammation*, in-8, Paris, 1892.

[2] Recklinghausen, Ueber Eiter und Bindgewebeskörperchen (*Arch path. Anat.*, 1863, XXVIII, 157).

[3] Wegner, Mieloplaxen und Knochen resorption (*Arch. path, Anat.*, 1872, LVI, 523).

nature ». Il n'est pas jusqu'aux cellules vivantes, aux tissus eux-mêmes qui ne soient phagocytés. La série animale en offre de nombreux exemples. Weismann et Kolavesky[1] nous ont montré la destruction des tissus larvaires lors de l'évolution de l'insecte à l'état de nymphe, Nolf[2] a assisté à la phagocytose de l'épithélium de la muqueuse utérine par les cellulles superficielles de l'œuf, dans la formation du placenta chez le murin. Kölliker[3] a décrit la résorption du tissu osseux par les ostéoclastes. Les éléments nobles du système nerveux eux-mêmes n'échappent pas dans certaines circonstances à cette action dévoratrice. Ranvier[4] a vu les fibres nerveuses à myéline être détruites par les leucocytes. Marinesco[5] les cellules de la névroglie englober les éléments nerveux affaiblis par les toxines, enfin Valluza, provoquant chez la torpille l'inflammation du lobe électrique, a montré les leucocytes dévorant les cellules géantes. Les observations sont nombreuses que l'on pourrait multiplier à l'infini. Il en est de même dans le domaine de la microbiologie et Metchnikoff a prouvé par de nombreuses expériences qu'il n'y avait pas de guérison de maladie infectieuse sans phagocytose;

[1] Kolavesky, Etudes expérimentales sur les glandes lymphatiques des invertébrés *(Bull. Acad Saint-Pétersb.*, 1894, XIII, 437).

[2] Nolf, Etude des modifications de la muqueuse utérine pendant la gestation chez le murin *(Arch. biol.*, XIX, 571 et 428).

[3] Kolliker, *Verbreitung und Bedeutung der vielkörniger Zellen der Knochen und Zœhne*, Wursburg, 1872).

[4] Ranvier, *Leçons sur l'histologie du système nerveux*, Paris, 1878.

[5] Marinesco, les Lésions médullaires provoquées par la toxine tétanique *(C. R. Soc. biol.*, 10e série, III, 989),

dans les cas où elle n'a pas lieu, la mort est inévitable. Il arrive souvent, en effet, que les leucocytes attirés en grand nombre vers le foyer d'invasion, au lieu d'exercer leur activité dévoratrice, semblent demeurer indifférents au contact des microbes envahisseurs; ils paraissent même parfois s'éloigner d'eux, obéissant à une action répulsive.

Bordet[1], injectant une dose mortelle de streptocoques dans le péritoine du cobaye, a constaté que les polynucléaires qui avaient afflué restaient vides et n'englobaient aucun bacille, comme sidérés par les microbes desquels ils s'éloignaient; et ces mêmes leucocytes phagocytaient avec une très grande activité les proteus qu'on leur injectait quelque temps après.

Ici, la sélection est très manifeste. Il n'est pas douteux que le leucocyte fait son choix; il est indifférent vis-à-vis la bactéridie charbonneuse chez les souris et les cobayes; celui du pigeon et du lapin l'est vis-à-vis la bactéridie du choléra des poules, etc. La chimiotaxie n'est donc pas un vain mot; la seule explication qu'on paraît pouvoir en donner est l'action exercée par l'atmosphère de toxine sécrétée dont s'entoure le microbe; plus cette toxine est nocive, plus les leucocytes reculent et, en effet, ce sont les microbes les plus virulents qui sont le moins phagocytés; les expériences de Marchand[2] sont très concluantes : cet observateur, en effet, a vu les cultures de streptocoque atténué dis-

[1] J. Bordet, Recherches sur la phagocytose (*Ann. Inst. Pasteur*, X, 104).

[2] Marchand, Phagocytose des streptocoques (*Arch. méd. exp.*, t. V, 1re série, mars 1898).

paraître par engloblement au bout de quelques heures, tandis que les cultures virulentes demeuraient intactes.

Quant à la rapidité de la phagocytose, elle est vraisemblablement sous la dépendance des mêmes causes et les microbes les plus inoffensifs sont les premiers dévorés; c'est ce qui nous explique les opinions contradictoires de d'Emmerich d'une part, qui affirme qu'il suffit de quelques minutes pour que disparaissent dans l'organisme du lapin vacciné les bacilles du rouget du porc, et de Metchnikoff d'autre part, qui retrouve chez ces mêmes lapins d'autres microbes vivants plusieurs jours après l'inoculation; tous les intermédiaires ont été observés entre ces deux limites extrêmes par Isaeff[1], Sanarelli[2], Werigo[3], Cantacuzène[4], et d'autres.

Toutes ces expériences de phagocytose ont été faites chez les animaux exclusivement *in vivo;* on n'avait aucune méthode précise qui permît d'étudier les propriétés amiboïdes et phagocytaires du leucocyte humain ; on s'était bien servi de divers liquides conservateurs, mais on se heurtait à de nombreux obstacles, dont les principaux consistaient dans la difficulté à séparer les leucocytes des hématies au milieu des-

[1] Isaeff, Immunité contre le pneumocoque (*Ann. Inst. Pasteur*, 1893, VII, 260).

[2] Sanarelli, Moyens de défense de l'organisme contre les microbes après vaccination et dans la guérison (*Ann. Inst. Pasteur*, 1893, VII, 225).

[3] Werigo, Développement du charbon chez le lapin, d'après des tableaux microscopiques du foie et de la rate (*Ann. Inst. Pasteur*, 1894, VIII, 1).

[4] Cantacuzène, Phagocytose dans la série animale (*Année biologique*, 1896).

quelles ils étaient disséminés et dans l'action paralysante qu'exerçait sur l'activité des globules le changement de milieu; enfin, il était impossible de les obtenir réunis en assez grand nombre sous le champ du microscope. C'est au professeur Mayet[1] que l'on doit une méthode qui supprime du même coup tous ces obstacles et permet d'étudier *in vivo* les globules blancs de l'homme, nous voulons parler de la sérosité de vésicatoire; grâce à ce moyen, les leucocytes sont examinés dans leur milieu même, essentiellement conservateur pour eux par conséquent; de plus, ils ne sont pas gênés par les hématies qui ne transsudent pas dans la sérosité; de plus ils se présentent en grand nombre sur le champ microscopique. Le professeur Mayet s'exprime ainsi, au Congrès de Bordeaux 1895, à propos de l'action du suc cancéreux sur les mouvements amiboïdes :

« Je me suis arrêté à les observer dans la sérosité de la phlyctène des vésicatoires obtenus après dix heures d'application. Le liquide est recueilli dans un verre de montre et laissé en repos de façon à permettre aux éléments anatomiques de tomber au fond. Les couches superficielles étant enlevées avec une petite pipette, une préparation mince est faite avec le liquide du fond, en ayant soin de laisser une couronne d'air autour de la goutte aplatie sous la lamelle. Après avoir luté à la paraffine, on introduit celle-ci dans la coulisse de la platine chauffante à circulation d'eau chaude dont la température est réglée à + 40°, ce qui donne pour la

[1] Mayet, Congrès de Bordeaux, 1895, *Faits pour servir à la pathogénie du cancer.*

préraration + 38° environ. On peut alors voir de très nombreux leucocytes dans lesquels on distingue bien les granulations et vaguement le noyau, et on constate qu'ils sont doués d'une activité motrice assez grande, prenant des formes de gourdes, de cornues, de sangsues, de triangles, de quadrilatères irréguliers, munis de prolongements multiples en forme de tentacules. rampants et s'appliquant sur la lame de verre. »

Nous nous sommes servi de ce procédé pour étudier la phagocytose du bacille d'Eberth. Nous avons mélangé dans la cellule de l'appareil d'Hayem deux gouttes très petites et égales de sérosité de vésicatoire[1] (que nous nous étions appliqué dix heures auparavant) et de culture à différents degrés de virulence. Après quelques tâtonnements, nous sommes arrivé aux résultats suivants :

1° Nous avons toujours constaté, chez la plupart des leucocytes, des mouvements amiboïdes très nets, tels que les décrit M. le professeur Mayet, mouvements de reptation et de translation, prolongements de longueur et d'épaisseur variables. Dans une de nos expériences, l'un d'entre eux présentait une activité de déformation telle que nous avons observé, alors qu'il était très allongé, une brusque scission causée vraisemblablement par la contractilité protoplasmique des deux extrémités tendant à revenir à la forme sphérique.

Quelques leucocytes, particulièrement ceux de petite taille, nous ont paru immobiles ou animés d'activité

[1] Il suffit d'un très petit vésicatoire grand comme une pièce de 1 franc environ. On obtient une phlyctène très suffisante.

très faible, et difficilement perceptible, à peine quelques changements de forme très lents, sans mouvements de translation.

Les leucocytes ont réagi également, soit en présence de cultures atténuées, soit en présence de cultures virulentes de bacilles d'Eberth. Quelques-uns d'entre eux, le plus petit nombre, peu mobiles, sont demeurés indifférents vis-à vis des bacilles. Ces derniers, cependant, semblaient particulièrement attirés autour des leucocytes auxquels ils formaient comme une auréole sans jamais arriver à leur contact ni pénétrer dans leur intérieur ; ils se tenaient à une petite distance, comme s'ils avaient été soumis à deux actions égales et de sens contraire : l'une répulsive, l'autre attractive, les obligeant à rester dans l'atmosphère du globule sans le pénétrer.

La plupart, cependant, des globules blancs ont fait preuve d'une activité phagocytaire manifeste et nous avons pu assister à l'englobement des bacilles. Comme confirmation de nos observations, nous avons examiné des préparations sèches du mélange de sérosité et de culture après une demi-heure à peine de séjour à l'étuve à 37 degrés. Après les avoir préalablement fixées par le sublimé, nous avons soumis les lamelles dix minutes à l'action de la safranine à 1/300e (qui est un colorant actif du bacille d'Eberth) et nous avons constaté très nettement (voir la planche, p. 83) un grand nombre de bacilles, les uns entiers, les autres fragmentés dans l'intérieur des leucocytes. Nous en concluons que la phagocytose a été très rapide (moins d'une demi-heure).

CHAPITRE IX

CONSIDÉRATIONS SUR L'IMMUNITÉ DANS LA FIÈVRE TYPHOÏDE

Les moyens de défense de l'organisme contre le bacille d'Eberth ne diffèrent guère des procédés de réaction mis en jeu contre la généralité des infections. Un microbe quel qu'il soit, qui attaque un organisme, se heurte à de nombreux obstacles. Ce sont d'abord les agents physiques extérieurs, température, lumière, état hygrométrique qui affaiblissent sa vitalité, puis les différentes sécrétions qui s'opposent à lui dès son premier contact avec la peau et les muqueuses et sous l'influence desquelles il perd déjà de sa virulence : mais il trouve encore bien d'autres ennemis lorsqu'il pénètre dans la circulation soit sanguine, soit lymphatique. Les qualités microbicides de la plupart des tissus, l'alcalinité des humeurs, les leucocytes phagocitaires sont autant d'actions contraires qui le chassent dans la profondeur des viscères et particulièrement de certains organes où se cantonne la lutte (foie, rate, moelle osseuse, etc.). Au début, avant que les toxines microbiennes ne soient répandues dans l'organisme, pendant la période d'incubation où l'économie n'a pas encore versé le flot de ses défenseurs, le microbe s'adapte à son nouveau milieu, y pullule, modifiant les liquides et les tissus, se faisant une atmosphère habitable, en harmonie avec sa composition chimique. Si la réaction de l'individu est insuffisante, les principes nocifs, produits de la sécrétion du parasite, s'accumulent, l'organisme faiblit, les éléments succombent dans un milieu impropre à leur existence, et la mort arrive. L'économie, au contraire, sort-elle victorieuse de la lutte, le microbe empoisonné par les antitoxines, dévoré par les macrophages, anéanti par les incompatibilités chimiques disparaît peu à peu. L'individu en effet, comme nous l'avons vu, met en jeu de multiples moyens de défense, usant d'actions physiques, chimiques et biologiques contre l'envahisseur, résistant différemment suivant le terrain et suivant la virulence et la nature des microbes, localisant le théâtre de la lutte au niveau des portes d'entrée de l'infection ou dans certains organes particulièrement armés pour la défense. Parfois la victoire n'est qu'apparente et l'infection qui semblait éteinte progresse à nouveau : une rechute se produit, apportant avec elle tous les hasards d'une maladie qui commence. Si l'organisme triomphe, l'immunité est créée : par quel mécanisme ? Ce n'est pas la présence des seules toxines nocives pour le bacille qui peut supprimer l'ennemi, car celles-ci constituent aussi un danger pour l'économie, aussi redoutable que le microbe lui-même. La lutte a rendu les humeurs vaccinantes, laissant dans l'économie une empreinte définitive, créant une constitution qui fait de l'individu un milieu impropre désormais au développement du parasite. Les phénomènes qui président à la création du pouvoir immunisant sont encore bien mal connus et les recherches se succéderont nombreuses encore, semble-t-il, avant que l'on soit arrivé à une conception nette et définitive. La complexité des actions défensives, les différences suivant les modes de l'invasion et la réaction des terrains, opposeront aux recherches un obstacle toujours changeant, et c'est la raison pour laquelle, suivant ce mot de Bouchard « la question de l'immunité est aussi vieille que la médecine elle-même ».

Rappelant les diverses théories émises à ce sujet, nous allons rechercher dans quelle mesure elles peuvent s'appliquer à la résistance contre l'infection éberthienne.

La plus ancienne en date est la théorie du pouvoir bactéricide des humeurs, qui naquit de l'expérience de Födor, lequel vit disparaître dans le sang d'un lapin les bactéries charbonneuses qu'il y avait semées. Büchner et Behring crurent la consacrer par d'autres expériences qui n'avaient qu'un tort, celui d'avoir été faites *in vitro*, où le rôle bactéricide des humeurs est indéniable, du moins pour certains microbes (sérum du lapin et du cheval vis-à-vis le vibrion cholérique, sérum du rat blanc vis-à-vis la bactéridie charbonneuse, etc.).

Il n'en est pas toujours ainsi *in vivo* pour ce qui concerne le bacille d'Eberth ; le sérum, en effet, ne réussit pas à empêcher la pullulation du microbe ni à détruire les effets nocifs de ses toxines. Metchnikoff[1]

[1] Metchnikoff, Etat actuel de la question de l'immunité (*Ann. Inst. Pasteur*, 1894).

va jusqu'à dire que si le sérum a quelque action bactéricide vis-à-vis le bacille d'Eberth chez les personnes normales, cette action diminue chez les individus guéris. Le sang paraît jouer par rapport à l'agent microbien le rôle de véhicule lui permettant de se transporter dans certains viscères, sièges habituels de la lutte. Ces viscères présentent tous leurs liquides ou leurs tissus bactéricides à certains degrés; c'est ainsi que le foie possède, outre ses actions hématopoiétique, uropoiétique, adipogène, un pouvoir microbicide très élevé; H. Roger[1] a montré que le tissu hépatique arrête 64 doses mortelles de charbon, et 8 doses mortelles de staphylocoques.

La rate sécrète également des produits germinicides, ainsi qu'il ressort des expériences de Haknrin et Ogata.

Van der Velde a expérimenté le pouvoir antimicrobien des principes solubles issus de la moelle rouge des os. Le tissu conjonctif, le poumon, ont aussi la même action.

Tous ces exemples prouvent surabondamment le rôle des actions chimiques dans la création de l'immunité naturelle ou acquise, mais la théorie humorale, quoi qu'il en soit, ne suffit pas à tout expliquer, particulièrement pour ce qui est de l'infection éberthienne, et on doit chercher une autre interprétation à ce fait, prouvé par les expériences de Chantemesse, que les cultures de bacilles d'Eberth sur peptone (obtenues par digestion de rate) produisent à côté des toxines un principe

[1] H. Roger, Organes protecteurs contre les infections (*Presse médicale*, 15 juin 1898).

soluble qui, injecté dans les veines, rend les animaux réfractaires à la fièvre typhoïde. Quelle explication donnera-t-on encore de cette expérience de Wassermann qui développe une action vaccinante en injectant une culture d'Eberth dans les organes lymphocytogènes? La théorie des propriétés antitoxiques des liquides organiques émise par Behring et Kitasato, et qui n'est qu'un chapitre de la théorie humorale, n'est guère plus satisfaisante. Les idées ont évolué depuis que Büchner prétendait, en 1891, au Congrès de Londres, que l'action bactéricide était due à la présence des alexines dans le sang.

La biologie a conquis peu à peu sa place et on a fini par pressentir le rôle du globule blanc. Déjà au Congrès de Buda-Pesth en 1894, Büchner, revenant sur ces premières idées, lui attribue le rôle de la production des alexines; en 1897 il rejette définitivement ces conceptions du début et convient de la phagocytose exercée par les leucocytes sur les microbes, mais sur des microbes affaiblis auparavant ou tués par les humeurs qui exercent sur eux une propriété atténuante, facilitant ainsi la tâche des globules. C'était également l'opinion de Flügge auquel « les phagocytes produisent l'impression de tombes apparaissant derrière le champ de bataille après l'achèvement de la lutte ». Enfin, au Congrès de Madrid, 1898 la biologie reprend ses droits et la victoire est à la théorie cellulaire (Metchnikoff-Roux). Il est naturel, de penser que les propriétés défensives soient fonction de l'activité protoplasmique.

Il en est ainsi pour tous les êtres vivants, et les plus

inférieurs nous en offrent les preuves les plus convaincantes. L'amibe, en effet, le plus simple des organismes, individu cellulaire, possède réunis tous les moyens de défense qui lui sont nécessaires, la sensibilité, la motilité, le pouvoir d'englober et de digérer les éléments étrangers ; il se suffit dans son individualisme. Mais, à mesure qu'apparaissent des agrégats, des sociétés de cellules, formant par leur réunion un seul être, lorsque chacun des éléments, ne pouvant vivre que parce qu'il est associé, doit mettre son activité au service de la communauté, toutes les fonctions défensives ne peuvent plus se trouver réunies en lui au même degré que chez l'amibe, car l'agrégation ne saurait exister : on voit alors se différencier des groupes de cellules en vue de certaines fonctions dont elles prennent le monopole, au détriment d'autres fonctions qui cessent de s'exercer. On assiste ainsi, comme le montre Cantacuzène, à côté du développement d'un système nerveux, d'un appareil digestif, à la formation d'un groupe d'éléments dont le rôle sera essentiellement protecteur et défensif et qui posséderont au plus haut degré la motilité et la propriété d'englober : l'apparition d'un appareil circulatoire permettra à un certain nombre de ces éléments cellulaires de se transporter avec une très grande rapidité vers les différents points de l'organisme où leur présence sera nécessaire ; sans cesse promenés à l'intérieur des vaisseaux, privés de membrane d'enveloppe, ils seront susceptibles, grâce à leur extrême facilité de déformation et grâce aussi à l'action vaso-motrice du système nerveux, de franchir par diapédèse les parois vasculaires au niveau du point où ils sont attirés, en vertu, semble-t-il, d'une sensibilité particulière que l'on a appelée chimiotaxie ; ils pourront alors exercer leur activité phagocytaire contre les microbes envahisseurs. Tel est le rôle d'un groupe de ces éléments défenseurs, les phagocytes migrateurs, la plupart polynucléaires, qui d'après les travaux de nombreux biologistes, en particulier Roger[1], Josué et Dominici[2] semblent avoir leur origine dans la moelle osseuse. Il est un autre groupe d'éléments, doués au plus haut degré du pouvoir phagocytaire qui, restent accumulés dans le follicule lymphatique et la pulpe splénique où la lutte est particulièrement active[3] : ce sont les macrophages de la rate et des ganglions, qui dévorent non seulement les microbes, mais encore les cellules vieilles et malades, quelles qu'elles soient, dont le peu d'activité n'est plus utile à la défense de l'organisme. « Ils aident, dit Metchnikoff[4] à constituer le jeune animal pendant sa période embryonnaire et ils veillent à l'activité des autres cellules animales qui doivent être fortes pour ne pas être dévorées. Mais lorsque les tissus commencent à s'user, lorsqu'arrive la vieillesse, ce sont encore les phagocytes qui continuent leur rôle. « Ils dévorent les cellules vieilles qui ne peuvent plus se reconstituer et se mettent à leur place. Pendant la période sénile, les phagocytes, qui conservent leur vigueur beaucoup plus longtemps que les cellules plus

[1] Roger et Josué, *loc cit.*

[2] Dominici, *loc. cit.*

[3] Cantacuzène, *Année biologique*, 1898, art. Phagocytose.

[4] Metchnikoff, la Phagocytose dans la série animale (*Année biologique*, 1896, p. 295.

différenciées et plus délicates, remplacent ces dernières, devenant ainsi les acteurs de la mort soi-disant naturelle ou par dégénérescence sénile. » Quelques considérations à ce sujet ont été exposées plus haut, et nous avons vu dans la leucocytose une preuve éclatante de l'importance capitale des actions biologiques dans la défense de l'économie. Ce n'est pas à dire que l'on doive négliger les phénomènes chimiques du protoplasma ; les expériences sur la toxine et l'antitoxine cholérique ont montré que les globules blancs digèrent en même temps que les vibrions, les toxines qu'ils contiennent. Potier a prouvé récemment que les leucocytes vivants renfermaient des oxydases, sortes de ferments qui ont le pouvoir de détruire les toxines par une véritable oxygénation. Ehrilch assimile la molécule protoplasmique aux groupements de la chimie des corps aromatiques, et il édifie sur cette idée une théorie très ingénieuse pour expliquer l'immunité. Son élève Levaditi [1] s'exprime ainsi :

« Il y a à considérer dans la molécule protoplasmique un groupement central, spécifique de la cellule et des chaînes latérales ou récepteurs susceptibles de modifier la composition chimique de celle-ci par les diverses substitutions dont ils peuvent être l'objet ; ils subissent en effet l'action des principes contenus en dissolution dans les tumeurs, et ainsi, en vertu des affinités chimiques, des combinaisons se produisent entre le milieu extérieur et le protoplasma. Ces mêmes affinités chi-

[1] Lévaditi, l'Immunité d'après la théorie des chaînes latérales (*Presse médicale*, novembre 1900).

miques font que les toxines microbiennes se combinent avec certains récepteurs dont les groupements atomiques leur correspondent. Quant aux antitoxines élaborées, elles sont en relation directe, sinon en proportion avec la combinaison des toxines. L'activité cellulaire pourvoit à remplacer les récepteurs mis hors d'usage du fait de leur combinaison. Si de nouvelles doses de toxine sont alors injectées, il y aura surproduction de chaînes latérales, les néoformées se détacheront du groupe central pour se dissoudre dans les humeurs qu'elles rendront antitoxiques, grâce à la conservation, dans leur état de dissolution, de la même affinité spécifique dont elles jouissent vis-à-vis des toxines avant d'être décrochées. »

Cette théorie si suggestive laisse persister parallèlement l'importance des phénomènes chimiques et le rôle actif de l'intervention cellulaire dont la création d'anticorps est fonction et Levaditi conclut ainsi :

« Nombreux sont les faits qui viennent à l'appui de la théorie des chaînes latérales, et pour l'instant rien de mieux ne s'offre dans la science pour élucider les constatations que les expérimentateurs ont accumulées en matière d'immunité. »

CONCLUSIONS

I. La formule leucocytaire dans l'infection éberthienne est la suivante :

Dans les fièvres typhoïdes qui suivent un cours régulier pour aboutir à la guérison, la réaction défensive de l'organisme se traduit dans la majorité des cas par une hypoleucocytose avec exagération de la proportion numérique des polynucléaires sur les mononucléaires. La guérison s'accompagne d'un retour au chiffre physiologique des globules blancs et au rapport normal de leurs différentes variétés, avec tendance à une hyperleucocytose passagère.

Les cas mortels sont marqués les derniers jours, le plus souvent, par une hyperleucocytose exagérée, quelquefois par une hypoleucocytose, mais jamais on n'observe de formule leucocytaire normale.

La rate réagit généralement dans les cas bénins. Dans les cas mortels, elle demeure parfois indifférente. Nous avons observé un cas où le sang et la pulpe splénique ne contenaient aucun bacille alors que le sang général en était infecté.

L'hypoleucocytose des cas mortels et de la période aiguë des cas bénins est due, d'après nous, surtout, à ce fait que les macrophages de la rate et des ganglions détruisent un nombre de polynucléaires affaiblis plus grand que la moelle osseuse n'en peut produire.

Dans les cas mortels avec hyperleucocytose polynucléaire, la moelle osseuse fabrique des éléments *petits*, atteints de caducité précoce, incapables de lutter et encombrant le système circulatoire d'éléments nocifs qui ne sont pas détruits pas les macrophages de la rate et des ganglions, soit que ces organes restent indifférents au processus infectieux, soit que l'action leucopoiétique de la moelle soit hors de proportion.

II. Nous avons constaté dans la sérosité de vésicatoire de l'homme, des globules blancs qui présentaient une activité amœboïde très manifeste.

Mis en présence de cultures atténuées et virulentes de bacilles d'Eberth, les uns sont restés indifférents les autres ont fait preuve d'activité phagocytaire et ont englobé les bacilles avec une grande rapidité (moins d'une demi-heure).

La confirmation de ces expériences a été faite en colorant à la safranine des préparations sèches du mélange de sérosité et de culture laissées quelques minutes à l'étuve, à la température de 37 degrés. Les bacilles colorés électivement par ce réactif se sont montrés en grand nombre à l'intérieur des leucocytes.

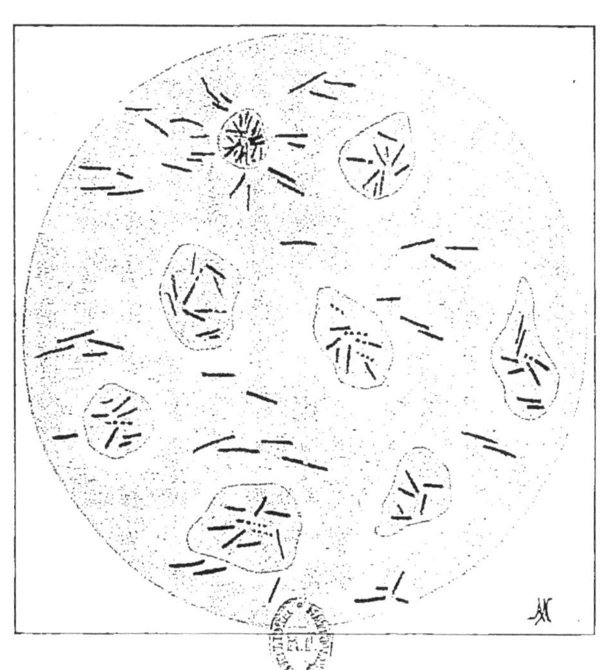

Bacilles d'Eberth phagocytés.

BIBLIOGRAPHIE

ACHALME, Immunité dans les maladies infectieuses (Bibl. Charcot-Debove).

AFORTI ET RADAELI, Compte rendu du VIe Congrès international des sciences médicales de Rome, 1894.

BARDACH, Recherche sur le rôle de la rate dans les maladies infectieuses (Ann. Inst. Past., 1890-1891).

BONNE, Variations du nombre des globules blancs du sang dans quelques maladies (th. de Paris, 1875).

BENARIO, De l'influence de la rate sur l'immunité (Deutsche med. Woch., 1894).

BESREDKA, De la leucocytose dans la diphtérie.

BILLROTH, Virchow's Archiv, 1874.

BOECKMANN, Ueber die quantitativ. Verhaeltnisse des Blutkoerperchen im Fieber (Archiv. f. klin. Medicin, XXIX).

BÖHN ET DUVIDOFF, Lehrbuch der Histologie, p. 135, § 194.

BOSC, Considérations sur le mécanisme de l'immunité (Archives de physiologie, 1898).

BOUCHARD, Pathologie générale (article Immunité).

BESANÇON, la Rate dans les maladies infectieuses (th. Paris, 1895).

BORDET, Recherches sur la fièvre typhoïde (Ann Inst. Past., X, 104).

BARBAROUX, De la leucocytose dans la fièvre typhoïde (th. de Lyon, 1900).

CANTACUZÈNE, la Phagocytose dans le règne animal (Année biologique, 1896).

CHANTEMESSE, le Globule blanc (Presse médicale, 7 décembre 1898).

Chantemesse et Vidal, Mémoire sur la fièvre typhoïde.

Charrin, Pathologie générale de l'infection (Traité de médecine Charcot-Bouchard).

— Multiplicité des défenses de l'organisme en présence des virus (Traité de médecine Bouchard et Brissaud).

Cornil et Babès, les Bactéries, 1890.

Courmont et Duffau, Du rôle de la rate dans les infections (Archives de méd. expérim., mai 1898).

Davaine, Journal de physiologie et de pathologie générales, 15 mars 1900.

Danilewsky, Contribution à l'étude des phagocytes (Ann. Inst. Pasteur, 1890).

Demoor, Journal des sciences médicales de Bruxelles, 1895.

Denys et Harvet, Sur la part des leucocytes dans le pouvoir bactéricide du sang du chien (la Cellule, t. X, 1893, p. 7).

Dominici, Sur l'histologie de la rate normale (Arch. méd. expérim., septembre 1900).

Dumont (G.), Formule hémo-leucocytaire normale (Annales de Policlin. de Lille, 1900, IV, 113-119).

Einhorn, Inaugur. Dissertat., p. 104.

Ehrlich, Farben analytische Untersuchungen zur Histologie und Klinick des Blutes (Berlin, 1891).

Emilianoff, Sur le rôle de la rate au point de vue de la composition morphologique du sang, etc. (Arch. des Sciences biol. de Saint-Pétersbourg, 1893).

Everard et Demoor, Modifications des globules blancs dans les maladies infectieuses (Ann. de la Soc. des Scien. méd. de Bruxelles, 1892).

Flemming, Arch. Anat. Microsc., L. 24.

Gautier (A.), État de nos conceptions sur le mécanisme de la vie (Revue générale des Sciences pures et appliquées. Paris, 1900, XI, 571-575).

Golgi, Sulle alterazioni del midollo delle ossa nel vainolo (Rivista clinica di Bologna, 1873, p 238).

Grohé, Ueber des Veralten des Knochenmarkes in verschiedenen

Krankheitszustanden (Berlin. klin Vochenschr., 1881. n° 44 et 1884, n° 15).

HAUSHALTER ET SPILLMANN, Altération de la moelle osseuse au cours des infections chez l'enfant (Soc. de Biol., 22 juillet 1899, p. 696).

HAYEM, Du sang et de ses altérations anatomiques (Biologie 1899, p. 283 85, Masson, 1889).

HOFFMANN, Unters v. die Veranderungen der Organen beim abdominal Typhus, Leipzig, 1869.

ISSAEFF. Immunité contre le pneumocoque (Ann. Inst. Pasteur, 1893, VII, 260).

JAWEIN. Rôle physiologique de la rate.

JOLLY, Recherches sur la valeur morphologique des globules blancs (th. de Paris, 1898).

— Les globules blancs dans les différents états morbides (Presse médicale, 10 novembre 1900).

— Sur les mouvements amiboïdes des cellules éosinophiles (Compte rendu de la Soc. de Biol., 1898, p. 555).

KANTHACK, Centralbatt für Bacteriologie, 1892.

KAROWISKY, Absence de leucocytose chez les typhisants (Gaz. hebd., 1896, p. 674).

KÖLLIKER, Verbreitung und Bedeutung der vielkerniger Zellen der Knochen und Zähne, Wurzburg, 1872.

KÖLNER, Leucocytose dans la fièvre typhoïde (Gaz. hebd.. 1898, p. 720).

KOLOVITZKY, Etudes expérimentales sur les globules blancs des Invertébrés (Bull.Soc. St-Pétersbourg, 1894, XIII, 437).

KOROBOFF, Archiv. des Scienc. exper., VII, 387-410, 1899.

LEPINE ET LYONNET, Sur les effets de la toxine typhique chez le chien (Revue de médecine, novembre 1898).

LEVADITI, l'Immunité d'après la théorie des chaînes latérales (Presse médicale, novembre 1900).

VON LIMBECK, Grundriss der klinischen Pathologie des Blutes, Iena, 1892

LOEWIT, Studien zur Physiologie und Pathologie des Blutes, Iena, 1892.

L. MARCHAND, Étude sur la phagocytose des streptocoques atténués et virulents (Archiv. med. experim., t. X, 1re série, mars 1898.)

MARTEL, De la leucocytose dans la fièvre typhoïde (th. de Lyon, 1899).

MAYET, Procédé technique d'examen des noyaux des globules blancs (Société des Sciences médicales, 1890).

— Faits pour servir à l'étude de la pathogénie du cancer (Congrès de médecine de Bordeaux, 1895).

MARINESCO, les Lésions médullaires provoquées par la toxine tétanique (Comptes rendus, Soc. biol., 10e série, III, p. 989).

METCHNIKOFF, Leçons sur la pathologie comparée de l'inflammation, in-8°, Paris, 1892.

— Étude sur l'Immunité (Ann. Inst. Pasteur, 1890).

— Théorie des Phagocytes (Ann Inst. Past , 1887).

— Sur la lutte des cellules de l'organisme contre l'invasion des microbes (Ann. Inst. Past., 1887).

MONTUORI, Influenza dell' ablazione della milze sul potere microbic. del sangue (Riforma medica, 1893).

MALASSEZ, Méthode de numération des leucocytes (C. R. Soc. de biol., 1899, p. 181).

MURCHINSON, la Fièvre typhoïde, Paris (trad. Lutaud, 1878).

NAGELI, Marche de l'évolution leucocytaire dans la fièvre typhoïde (Archiv. f. klin. Medic., 1900, t. LXVII, p. 279 à 316).

NICOLAS ET BEAU, Sur l'évolution de l'intoxication par divers alcaloïdes chez le cobaye (Presse médic., 31 octobre 1900).

NICOLAS ET COURMONT, Des modifications du nombre des leucocytes produites par la toxine diphtérique (Arch. de méd. expérim., novembre 1897).

NOLF, Étude des modifications de la muqueuse utérine pendant la gestation chez le murin (Vespertilio murinus) (Arch. biol., XIV, 561).

PIK, Klinische Beobachtungen über die entzundliche Leucocytose (Prager medicinische Wochenschr., 1890).

Pée, Untersuchungen über Leucocytose, Berlin. 1900).

R. Prat, Étude sur la leucocytose totale et polynucléaire dans l'immunisation expérimentale par la toxine diphtérique (th. de Lyon, 1901).

Rieder, Beitrage zur Kentniss der Leucocytose und verwandter Zustaende des Blutes (Leipzig, 1892).

Ranvier. Leçons sur l'histologie du système nerveux (Paris. 1878).

Renaut, Recherches sur les éléments cellulaires du sang (Archives de physiologie, 1881).

Roger, la Rate dans les maladies infectieuses (Gaz. hebdom., avril, 1894).

Roger et Josué, la Moelle osseuse à l'état normal et dans les infections (Gaz hebd., avril, 1894).

Rokitanski, Handbuch des Path. (Wien, 1842).

Gabriel Roux, Contribution à l'étude du sang leucémique (Soc. des sciences méd., 14 et 21 mai, 1890).

Rouget, la Phagocytose et les leucocytes hématophages (Compt. rend. Soc. de Biol, Paris, 1900. LII, 307, 309).

Stiénon. De la leucocytose dans les maladies infectieuses (Ann. de la Soc royale des scienc. méd. de Bruxelles. t. V, fasc. 1 et 2, 1896).

Siredey, Dictionnaire encycl. des scienc. médic. article Fièvre typhoïde (G. Lemoine, t. XVIII, 3e série).

Tizzoni et Cainani, Centralblatt für Bacteriologie, 1892.

Werigo, les Globules blancs comme protecteurs du sang (Ann. Inst. Pasteur, 1892)

Wirchow, Cellularpathologie in ihrer Begründung auf Physiologie und Pathologie, Gewebehre, Berlin, 1859.

Viollet, Recherches sur les moyens de défense de l'organisme contre l'infection respiratoire au niveau des fosses nasales (th. de Paris, 1899).

Wegner, Mieloplaxen und Knochen resorption (Arch. Path. Anat., 1872, LVI, p. 523).

Wassermann, Berlin. klin. Wochensch., 7 mars 1898.

TABLE

Lyon. — Imp. A. REY, 4, rue Gentil. — 25453

www.ingramcontent.com/pod-product-compliance
Ingram Content Group UK Ltd.
Pitfield, Milton Keynes, MK11 3LW, UK
UKHW021225230726
13926UKWH00003B/1235

9 782014 086331